パーキンソン病療養指導士テキストブック

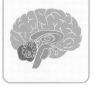

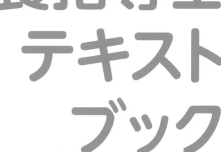

JN104523

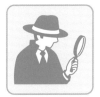

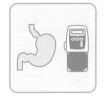

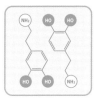
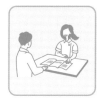
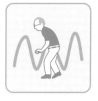

|編著| 武田 篤　（独）国立病院機構 仙台西多賀病院 院長
日本パーキンソン病・運動障害疾患学会 MDSJ 代表理事

MDSJ

アルタ出版

執筆者一覧 （執筆順）

武田　　篤　（独）国立病院機構 仙台西多賀病院 院長

関　　守信　慶應義塾大学 医学部 神経内科 准教授／慶應義塾大学病院 パーキンソン病センター

高橋　一司　（地独）東京都立病院機構 東京都立神経病院 院長

飯嶋　　睦　東京女子医科大学 医学部 脳神経内科 教授

前田　哲也　岩手医科大学 脳神経内科・老年科 教授

髙橋　牧郎　関西医科大学 神経難病医学講座 教授／京都大学 医学部 臨床教授

冨山　誠彦　弘前大学 医学部 脳神経内科 教授

渡辺　宏久　藤田医科大学 医学部 脳神経内科学教室 教授

中鏡　暁子　順天堂大学医学部附属順天堂医院 薬剤部 薬剤師

馬場　　徹　（独）国立病院機構 仙台西多賀病院 脳神経内科 医長／パーキンソン病センター長

下　　泰司　順天堂大学医学部附属練馬病院 脳神経内科 教授

中島明日香　順天堂大学医学部附属練馬病院 脳神経内科 准教授

花房　　藍　順天堂大学医学部附属練馬病院 看護部 パーキンソン病療養指導士

池中　建介　大阪大学医学部 神経内科学講座 助教

市川　　忠　埼玉県総合リハビリテーションセンター センター長（神経内科）

中江　秀幸　東北福祉大学 健康科学部 リハビリテーション学科 理学療法学専攻 准教授

川﨑　伊織　福島県立医科大学 保健科学部 作業療法学科 講師

荻野　智雄　（独）国立病院機構 宇多野病院 リハビリテーション科 言語聴覚士

山本　澄子　福岡大学病院 看護部 脳神経センター 看護師

三好智佳子　（国研）国立精神・神経医療研究センター病院 看護部 慢性疾患看護専門看護師

吉野　牧子　あおぞら内科訪問看護ステーション 管理者

山本　敏之　（国研）国立精神・神経医療研究センター病院 脳神経内科 医長／
　　　　　　嚥下障害リサーチセンター長

坂根　良和　（独）国立病院機構 浜田医療センター 栄養管理室 栄養管理室長
　　　　　　（執筆時、鳥取医療センター）

山本　悦子　埼玉医科大学病院 リハビリテーション科 言語聴覚士

澤田智恵子　青森県立中央病院 脳神経内科・脳神経外科外来 看護師

はじめに

　動作が遅くなったり手足が震えたり転びやすくなったりとパーキンソン病（PD）は特徴的な運動症状を示す疾患として理解されています。しかしそれだけではなく、気分が落ち込んだり不安が強くなったり不眠が生じたり、めまいや立ちくらみが生じたり頻尿になったりと多彩な非運動症状を示す疾患でもあります。そしてさらに、医療者が正しい知識を持って診断、治療、介護に関わることで大きく経過を改善できる可能性のある疾患であることも知られています。しかし社会の高齢化に伴いPDが増加を続けている現在、一握りの専門家だけではとても対応し切れなくなって来ました。

　こうした状況の中で日本パーキンソン病・運動障害疾患学会（MDSJ）では2016年から、PDに関する専門知識を持った看護師を養成する目的でPDナース研修会を開催して来ました。そして2022年から対象を広く患者ケアに関わる全職種に広げてPDナース・メディカルスタッフ研修会にリニューアルし、最後の理解度チェック試験に合格した方に「パーキンソン病療養指導士」（療養指導士）の資格を認定する制度を開始しました。これまでに5回の研修会を開催して来ましたが、既に700名余の療養指導士が全国に誕生しています。

　これまで、研修内容が体系的に記述されたテキストを求める声を多数いただいておりました。本テキストはそうしたご要望に応える形で作成されました。療養指導士に求められる幅広い知識をカバーすべく、各分野の経験豊富な先生方から最新の知見を含めて解説いただいています。忙しい日常業務の合間に効率的に学習できるように各章4ページにまとめ、全23章のコンパクトな構成としました。研修会参加者、資格希望者にとどまらず、PDの知識を必要とするすべての医療・介護・福祉従事者の皆様に本書を広くご活用いただき、それがさらにPD患者さんの治療・療養の改善につながるならば著者一同の望外の喜びです。

2023年7月　著者を代表して

武田　篤

目次

本書の見方と特徴

各章のねらいや解説内容が最初に提示されています。

各章のキーワードが示され、本文中の初出部にマーカーで表示されています。

見出しを見れば本文の要点が分かるように工夫されています。

QRコードを使ってインターネット経由で関連の図表や資料にアクセスできます。

A　社会の高齢化とパーキンソン病パンデミックに直面するパーキンソン病療養指導士

本章のねらい

- 人口の高齢化に伴い世界中でパーキンソン病（PD）が増加し、PDパンデミックという言葉も生まれています。
- 特に高齢者のPDが増えていますが、レボドパなどの薬物療法が奏効し難い体軸症状が増等し、抑うつ・不安、自律神経症状、認知機能低下も目立つという特徴があります。
- またデバイス補助療法の開発も進み治療方法も多様化・高度化してきました。社会環境整備も重要となってきました。
- こうした背景からPDについて基本的な知識を有する多職種の医療従事者が、相互に情報共有しながら個別の症例対応に当たることのできる体制の構築が重要となっており、パーキンソン病療養指導士制度が創設されました。

キーワード　PDパンデミック、高齢者パーキンソン病、高齢発症パーキンソン病、後期パーキンソン病、多職種連携

▶ 人口高齢化に伴うパーキンソン病パンデミックに世界に先駆けて対応が求められる日本社会

---

1. パーキンソン病診療における多職種連携チーム医療の重要性

▶ 高齢者パーキンソン病の増加とその特徴

高齢者パーキンソン病の特徴

- 運動障害が強く、進行もより早い
- 体軸症状が特に強い
  - 姿勢異常、姿勢保持障害、転倒、すくみなど
- 嚥下障害がより強い
- 抑うつ・不安がより強い
- 自律神経障害もより高度
- 認知機能障害がより強い
  - 結果として幻覚・妄想などの精神症状が多い

（文献3, 4）などより筆者作成）

▶ 多職種連携の重要性を踏まえたパーキンソン病療養指導士制度の創設

▶ 質の高い医療のために階層型チームから異種混合チームへ

図　階層型（ヒエラルキー）チームから異種混合（ヘテラルキー）チームへ

（武田 篤）

参考文献
1) 厚生統計協会. 統計からみた我が国の高齢者. 2023.
2) 武田篤. パーキンソン病療養指導士マニュアル（第2版）中外医学社. 東京. 2018.
3) Saint-Hilaire MH. Parkinson's disease in the elderly. Med Health R I. 2008; 91: 136-137.
4) Prange S, Danaila T, Laurencin C, et al. Age and time course of long-term motor and nonmotor complications in Parkinson disease. Neurology. 2019; 92: e148-e160. doi: 10.1212/WNL.0000000000006737. Epub 00000000002018 Dec 0000000000611.
5) Williams L, Qiu J, Waller S, et al. Challenges in managing late-stage Parkinson's disease: Practical approaches and pitfalls. Aust J Gen Pract. 2022; 51: 778-785. doi: 10.31128/AJGP-31105-31122-36436.

1 パーキンソン病診療における多職種連携チーム医療の重要性

A 社会の高齢化とパーキンソン病 パンデミックに直面する パーキンソン病療養指導士

本章のねらい

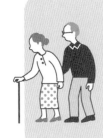

- 人口の高齢化に伴い世界中でパーキンソン病（PD）が増加し、PDパンデミックという言葉も生まれています。
- 特に高齢者PDが増えていますが、レボドパなどの薬物療法が奏効し難い体軸症状が顕著で、抑うつ・不安、自律神経症状、認知機能低下も目立つという特徴があります。
- またデバイス補助療法の開発も進み治療方法も多様化・高度化してきました。社会保障制度も複雑化してきました。
- こうした背景からPDについて基本的な知識を持った多職種の医療従事者が、相互に情報共有しながら個別の症例対応に当たることのできる体制の構築が重要となっており、パーキンソン病療養指導士制度が創設されました。

キーワード PDパンデミック、高齢者パーキンソン病、高齢発症パーキンソン病、後期パーキンソン病、多職種連携

▶ 人口高齢化に伴うパーキンソン病パンデミックに世界に先駆けて 対応が求められる日本社会

　周知の通り日本では深刻な少子高齢化が進んでおり、全人口の中で65歳以上の高齢者の占める割合（＝高齢化率）は現在約30％です。日本の高齢化率は2005年頃から世界一となりましたが、現在も増加傾向にあり2040年頃には35％程度まで上昇、その後も増加すると予測されています[1]。少子高齢化は高齢者の増加だけでなく、それを支える労働人口が減少することも意味しています。世界中の国々が、より多くの高齢者をより少ない人手で支えていくことを求められつつあることになります。

　PDは高齢者に多い代表的な疾患の一つであり、国や地域、人種に関わらず65歳以上では急増することが報告されています。そして70歳以上では有病率も大きく上昇し、おおむね100人に1人程度になることが分かっています[2]。人口の高齢化は世界中でみられ、これに伴ってPDの有病率、患者数ともに日本のみならず世界中で増加しており、この状況は**PDパンデミック**とも呼ばれています。PD患者さんに適切なケアを提供するという課題の重要性は世界中で高まっており、世界に先駆けて高齢化が進んでいる日本では、ほかの国々に先行してその対応が求められています。

▶ 高齢者パーキンソン病の増加とその特徴

　このような背景から、世界中でPDの中でも特に高齢者PDが増加しています。**高齢者PD**には、高齢で発症したPDと若年で発症して長期の経過の中で高齢に至ったケースが想定されますが、前者が圧倒的に多いと考えられます。**高齢発症PD**にはいくつかの特徴があることが知られています[3, 4]（表）。運動障害の中でもレボドパ治療が奏効しにくい体軸症状が、そして嚥下障害が目立ち、進行も早いため薬物療法だけでなくリハビリテーションなどの介入がより重要になります。また運動症状だけではなく、抑うつ・不安などの情動障害や認知機能障害も顕著になることが多く、頻尿や起立性低血圧といった自律神経障害も多いことが知られています。

　長期の罹病期間を経て高齢に至り障害度が高くなったケースは**後期PD**（Late-stage PD）と呼称されています。後期PDの臨床的特徴もこうした高齢発症PDと非常に似通っていることが報告されています[5]。つまり高齢者PDのケアを進めていくには、非運動症状を含めた症状全体の把握が不可欠であり、日常生活の活動全体を評価していく必要があります。また治療の上でも外来診察時に薬を処方するだけではなく、服薬時間や服用方法の細かな指導が必要ですし、薬物療法だけでは改善できない諸症状に対するリハビリテーションなどのアプローチもより重要になります。さらに療養環境の整備とともに介護者の理解を得ていくことも大切です。

表　高齢者パーキンソン病の特徴

・運動障害が強く、進行もより早い

・体軸症状が特に強い
　－姿勢異常、姿勢保持障害、転倒、すくみなど

・嚥下障害がより強い

・抑うつ・不安がより強い

・自律神経障害もより高度

・認知機能障害がより強い
　－結果として幻覚・妄想などの精神症状が多い

（文献3, 4）などより筆者作成）

▶ 多職種連携の重要性を踏まえたパーキンソン病療養指導士制度の創設

　米国の調査では、専門医の診療を受けているPD患者のほうが機能予後、生命予後ともに良好であることが示されています。このことはPDの場合、専門的介入の有無が予後を大きく左右する可能性を示唆していると思われます。一方で専門医の数は限られており、特にこうした高齢者PDの治療を進める上では、脳神経内科や脳外科の主治医のみの対応では当然不十分です。非運動症状を含む日常生活上の問題を把握する上で訪問看護師などの介入が重要ですし、運動機能障害に対する理学療法士や作業療法士によるリハビリテーション、耳鼻科医などによる嚥下障害の正しい評価、言語聴覚士による嚥下リハビリテーション、栄養士や看護師による摂食栄養指導なども大切です。さらにデバイス補助療法が発達し、多様な薬剤が利用可能となってきた現在、これらに関する正しい知識を患者さんとご家族に持っていただくことは欠かせません。そのためには、看護師や介護士のほか薬剤師によるきめ細やかな指導も必要です。ソーシャルワーカーによる在宅療養の支援体制の構築も、長期にわたる療養生活を支えていく上で避けては通れない課題です。しかしながらこれらの多職種間で最新のPDに関する医療情報が必ずしも共有できていない現状があります。

　以上述べてきた通り、PD、なかでも高齢者PD患者が増えてきたこと、デバイス補助療法が開発され治療が多様化・高度化してきたこと、リハビリテーションの技術が進歩してきたこと、さらに難病医療費助成制度や介護保険制度など保健福祉制度の中で利用できるリソースが増えてきたこと、などを背景に医療系の多職種でPDに関する知識を共有することの重要性が高まってきました。そこで、日本パーキンソン病・運動障害疾患学会（Movement Disorder Society of Japan：MDSJ）では、2022年よりパーキンソン病療養指導士制度を創設しました＊。これは全国各地で開催されるPDナース・メディカルスタッフ研修会（1日間のカリキュラム）を受講いただいて、最後の確認テストに合格された方をパーキンソン病療養指導士として5年間学会認定する制度です。パーキンソン病療養指導士の資格を取得された方は職種を問わず、PDの診断・治療について基本的な知識を備えた医療従事者として、患者さんのより良い療養環境を構築するためにご活躍いただきたいと考えています。

＊ MDSJ. PDナース・メディカルスタッフ研修会の案内ホームページ.
http://mdsj.umin.jp/kaisai/pd.html

▶ 質の高い医療のために階層型チームから異種混合チームへ

　以前から複数の医療従事者が組織的に診療に関わるという意味でのチーム医療という言葉が注目されてきました。**多職種連携**医療とはこれをさらに一歩進めて、単に複数の専門医師・看護師が関わるだけではなく、専門の異なる医師、薬剤師、リハビリテーションスタッフ、ソーシャルワーカーなど多くの医療系職種の従事者が個別の患者さんのケ

アに関わることを意味します。チーム医療というと医師がリーダーとなり、その指示の
もとでそれ以外の職種が仕事に従事する、上意下達の階層型（ヒエラルキー）チームが
これまで一般的に思い浮かべられてきたと思われます（図）。特に日本では1960年代
以降、行政が誤った情勢判断に基づき医師養成数を過剰に抑制した結果、諸外国に比べ
て医師数が人口当たりの絶対数としても、ほかの医療系職種に対する比率としても少な
く抑えられてきたことがこうした状況に拍車をかけた一因と考えられます。

　しかしこれからの多職種連携医療では、一人ひとりの職種個人がそれぞれに疾患に関
する知識を持ち、それぞれの専門領域からの提案をし、それをチームとして共有してい
く体制を作っていくことが重要で、上意下達の階層型組織にはない、柔軟な発想を持ち
寄った異種混合（ヘテラルキー）チームとしてより質の高い医療を実現することを目指
すべきだと考えます。パーキンソン病療養指導士の重要性は今後ますます高まっていく
と思われます。

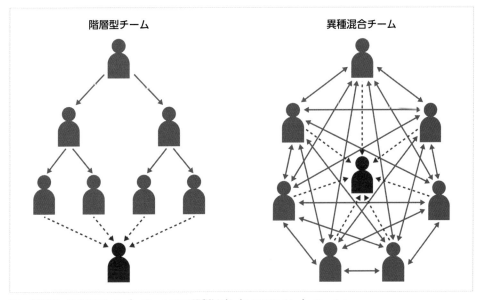

図　階層型（ヒエラルキー）チームから異種混合（ヘテラルキー）チームへ

（武田　篤）

参考文献
1）総務省統計局．統計からみた我が国の高齢者．2023.
2）武田篤．パーキンソン病実践診療マニュアル(第2版)．中外医学社、東京、2018.
3）Saint-Hilaire MH. Med Health R I. 2008; 91: 136-137.
4）Prange S, Danaila T, Laurencin C, et al. Neurology. 2019; 92: e148-e160. doi: 110.1212/WNL.0000000000006737. Epub 0000000000002018 Dec 0000000000006712.
5）Williams L, Qiu J, Waller S, et al. Aust J Gen Pract. 2022; 51: 778-785. doi: 710.31128/AJGP-31105-31122-36438.

B　多職種連携の重要性と海外におけるパーキンソン病ナース

本章のねらい

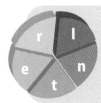

- ・パーキンソン病（PD）に対する多職種連携チーム医療の必要性が高まっている背景について解説します。
- ・多職種連携チームのモデルやチームメンバーについて解説します。
- ・海外で活躍しているPDナースの現状、役割を解説します。
- ・2022年度から始まったPDナース・メディカルスタッフ研修会について紹介します。

キーワード　多職種連携チーム医療、multidisciplinary team、interdisciplinary team、患者参加型医療、PDナース

▶ パーキンソン病診療においてはさまざまな診療科の連携とともに多職種の連携が重要

　パーキンソン病（PD）患者さんに対する最適な医療は、一つの診療科や一人の医師のみの力では実現できません。いろいろな診療科（脳神経内科、脳神経外科、リハビリテーション科、精神神経科、消化器内科、耳鼻咽喉科など）の医師が連携し安心・安全に最適な医療を提供するとともに、多種類の医療職が連携した集学的アプローチ（**多職種連携チーム医療**）が非常に重要です。

▶ 多彩な症状への対応、治療の複雑化、高齢PD患者の増加を背景に多職種連携チーム医療が求められている

　近年、PDに対する多職種連携チーム医療の必要性が非常に高まっています。その背景には、運動症状のみならず非運動症状を含めた多彩な症状の包括的把握と対応の必要性、患者さんごとに適した医療（テーラーメイド医療）の提供の必要性、デバイス補助療法を含めた治療の複雑化、多彩な課題を抱える高齢のPD患者さんに対する全人的ケア・医療の提供の必要性といったことがあります。

　PDは従来、運動緩慢、静止時振戦、筋強剛、姿勢保持障害に代表される運動症状を呈する疾患と考えられてきましたが、近年は精神症状、自律神経障害、感覚症状、睡眠障害など非常に多彩な非運動症状を呈することが明らかになってきました。PD患者さんの生活の質（Quality of Life: QOL）向上のためにはこれらの多彩な症状を適切に把握し対処する必要がありますが、医師の診察だけでは十分ではないケースが多いです。さらに、患者さんごとに症状、問題は異なり、患者さんごとのニーズに応じた多様な医療・ケアの提供が求められます。また、多くの患者さんが多種類の抗PD薬を複数回内服しており、薬を正しく服用、使用するためにはいろいろなサポートが必要です。近年、デバイスを用いた治療として脳深部刺激療法（DBS）、レボドパ/カルビドパ配合経腸用液療法（levodopa-carbidopa intestinal gel: LCIG）、ホスレボドパ/ホスカルビドパ

水和物配合剤持続皮下注なども開発されており、それらを安全に正しく使用するには医師のみならずさまざまな職種のサポートが欠かせません。加えて、急増している高齢のPD患者さんが抱える問題はPD自体の症状のみならず、加齢に伴う症状や独居などの社会的問題など非常に多岐にわたり、これらの多様な課題に対処していくためには医師のみの力では十分ではありません。

➤ PDに対してはMultidisciplinary teamよりInterdisciplinary teamが理想

　多職種チームにはいくつかの種類があります（図1）。**Multidisciplinary team**はさまざまな分野の専門職が独立してそれぞれ患者をみるようなやり方で、各々の専門職が個別の目標と役割を設定します。各専門家の間でのコミュニケーションがやや希薄なモデルです。一方、**interdisciplinary team**はメンバー同士のコミュニケーション、情報の共有などがしっかりとなされるチームです。Transdisciplinary teamとは患者さんにとって必要なものを各職種の専門性の枠に縛られずに提供するチームで、お互いの機能や役割を臨機応変に補完し合いながらケアを統合的に実践します。理学療法士が作業療法士の役割を補完するケースなどはtransdisciplinary teamの一例といえます。PDに対しては単に複数の専門職が関わるmultidisciplinaryではなく、メンバー同士の緊密な連携がなされるinterdisciplinaryのほうが理想的といえます。Multidisciplinaryという用語をinterdisciplinaryも含めた広い意味で使用している論文も多く、用語の使い方には混乱がみられますが、基本的には各用語は以上のように定義されます。

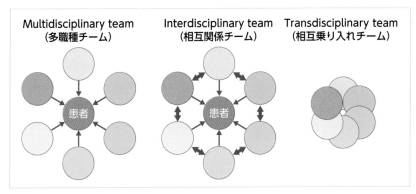

図1　多職種チームの主な種類

➤ 患者さんも含めた多様な職種がメンバーとなる

　PD患者さんに対する診療チームのメンバーには、医師、看護師、リハビリテーションスタッフ（理学療法士・作業療法士・言語聴覚士）、薬剤師、管理栄養士、臨床心理士、医療ソーシャルワーカーなどが含まれるのが理想的です。このような多職種のつながりで患者さん、ご家族を支えるPatient-centered approach（患者中心の医療）とともに、患者さんやご家族もチームメンバーとなり、さまざまな意思決定に一緒に関与するPatient-as-partner approach（**患者参加型の医療**）も提唱されています（図2）。患者

さん、ご家族もメンバーになった場合、その中心に位置するのは目標や目的であり、チームメンバー全員で同じ目標、目的に向かっていくという姿勢がみてとれます。また、PD患者さん、特に高齢のPD患者さんを支えていくためには、一つの医療機関の中で多職種連携チーム医療を実践するだけでなく、地域と連携した切れ目のない医療、看護、介護を提供することが非常に重要です。在宅診療に携わる医療スタッフ、ケアマネージャー、地域包括支援センター、介護保険施設の方、民生委員など地域での生活、療養に関わる方々との連携が求められています。

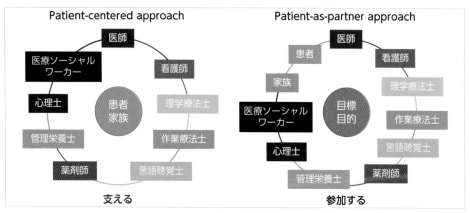

図2　Patient-centered approach（患者中心の医療）とPatient-as-partner approach（患者参加型の医療）

▶ 多職種連携チーム医療でPD患者さんの運動症状、非運動症状、QOLが改善する

　多職種連携チーム医療のエビデンスとしては、UPDRS（Unified Parkinson's Disease Rating Scale）を含む運動スコアの改善、機能状態の改善、自己効力感（self-efficacy）の改善、患者満足度の改善、うつを含む非運動症状の改善、ドパミン作動薬の必要性の減少、転倒の減少、介護者のwell-beingの改善、健康関連QOLの改善などが報告されています[1]。まだエビデンスが十分ではありませんが、チーム医療を提供することによる医療経済的な有益性を示す報告もあります。

▶ 海外ではPDナースが活躍しています

　PDナース（PD nurse specialistと呼ばれることもあります）とはPDに関して豊富な知識と経験を有し、PD患者の診療において多彩な専門的役割を果たす看護師のことです。日本には日本看護協会認定の13分野の専門看護師、21分野の認定看護師資格がありますが、PDに特化した資格はありません。一方、海外には体系的なトレーニングプログラムが用意されPDナースが正式な資格として認められている国もあり、PDナースがPD患者さんに対する多職種連携チーム医療において中心的役割を果たしています[2]。PDナース先進国はイギリスで、1989年に世界初のPDナースが任命されたのを発端として、英国パーキンソン病協会とPD nurse specialist協会のサポートでPDナースの育成が進み、2019年時点で、約430人のPD ナースがイギリス全土で活躍しています。

英国国立医療技術評価機構（NICE）が2006年、2017年に作成したPDに関する臨床ガイドラインの中でもPDナースの有効性が検討されています。イギリスに続いて、スウェーデン、オランダ、ドイツ、スイス、オーストラリア、タイ、アメリカ、オーストリアなどの諸外国でPDナースの育成が進んでいます。

　PDナースにはチーム医療の中心として非常に多岐にわたる役割が期待されています[3]。2022年に発表された論文の中では、精神的/心理的サポート・目標設定・適切なサービスの案内といった「患者さんおよび介護者へのサポート」、専門家への教育・セルフマネジメントの促進・経済的なアドバイスの提供といった「教育と助言」、紹介・プライマリーケアとセカンダリーケアの連携・アドバンストケアプランニングといった「ケアのコーディネート」、処方箋の発行・症状の評価とモニタリングといった「特別なスキル」が主な役割としてあげられています[2]。イギリス、オーストラリア、オランダなどにはPDナースに必要な能力、適性を示したガイドラインがあります。イギリスの指針（A competency framework for nurses working in Parkinson's disease management 3rd Edition）ではPDナースを熟練度に応じて3つのレベルに分け、各レベルのPDナースが満たすべき要件、果たすべき役割・仕事が詳細に示されています。

▶ 日本ではPD診療・介護に携わるすべての職種を対象とした研修会がスタート

　日本ではPDナースは正式な資格としては認められていませんが、看護師向けの研修会（PDナース研修会）が日本パーキンソン病・運動障害疾患学会（MDSJ）主催で2016年から全国各地で定期的に開催されてきました。看護師にはチーム医療において中心的な役割が期待されますが、多職種連携チーム医療を実現するためには幅広い専門知識、豊富な経験を持ったさまざまな医療職種の育成が重要なことはいうまでもありません。

　そこで、2022年4月からPDナース研修会はPDナース・メディカルスタッフ研修会に生まれ変わり、受講対象者を看護師だけではなく、薬剤師、理学療法士、作業療法士、言語聴覚士、管理栄養士、介護福祉士、ケアマネージャー、社会福祉士、臨床心理士、その他パーキンソン病診療・介護に関わる仕事に就いているすべての方々としました。研修会の内容はPD概論、薬物療法、デバイス補助療法、リハビリテーション、看護（外来・入院）、栄養・摂食嚥下、在宅支援と多岐にわたっています。研修会に参加すると自分とは異なるさまざまな職種の役割を知ることができ、そのことで、チームメンバーの間に相互信頼が生まれ、それぞれの役割や考え方の多様性を尊重する姿勢ができることが期待されます。本研修会を修了し、最後に行われる試験に合格すると、MDSJ認定のパーキンソン病療養指導士の資格を得ることができます。

（関　守信）

参考文献
1) Lidstone SC, Bayley M, Lang AE. Expert Rev Neurother. 2020; 20: 539-549.
2) Tenison E, James A, Ebenezer L, et al. Geriatrics(Basel). 2022; 7: 46.
3) 関 守信. Parkinson病ナースの役割と海外の現状. 神経治療学. 2021; 38: 459-463.

2 パーキンソン病概論

A　パーキンソン病の診断・病態・病因・疫学

本章のねらい

- ・パーキンソン病（PD）の臨床診断、症状や臨床経過の全体像を概説します。
- ・大脳基底核回路の機能異常により運動制御が障害されるメカニズムを説明します。
- ・PDの病因の分子病態とともに、発症に関わる遺伝的素因や環境因子を紹介します。
- ・PDの疫学、特に有病率や高齢化に伴う患者数増加、死因について説明します。

キーワード　黒質、ドパミン、線条体、レビー（Lewy）小体、臨床診断、大脳基底核、α-シヌクレイン、有病率、死因

▶ パーキンソン病の中核症状は運動機能の障害、ただし非運動症状も忘れずに

　パーキンソン病（PD）は、中脳**黒質**の**ドパミン**神経細胞が病的な変性によって減少し、**線条体**への神経伝達物質であるドパミンが不足し、運動の制御に異常をきたす病態です。病理学的特徴は、神経細胞内の**レビー（Lewy）小体**です。PDの中核症状は運動機能の障害で、運動緩慢・無動、静止時振戦、筋強剛、姿勢保持障害が4大症状です。ほとんどの患者では、多彩な非運動症状（気分障害、認知機能障害などの精神神経症状、自律神経症状、感覚症状、睡眠障害など）もみられるため、その疾患概念は、単なる運動障害疾患から、全身性の神経・精神疾患と考えられるようになっています[1]。

1）パーキンソン病の診断と症状・経過

▶ PDの臨床診断は運動症状によってなされ、必須の中核症状は運動緩慢

　PDの**臨床診断**基準[2]が、国際運動障害疾患・パーキンソン病学会（MDS）から提唱されています。発症早期PDの運動症状としては「運動緩慢が必須」、加えて「静止時振戦か、筋強剛のどちらか1つ」がみられるものと定義されています。姿勢保持障害は進行期になってから出現し、「発症3年以内の転倒」はむしろ他疾患を示唆することが考慮され「姿勢保持障害は除外」されていることに注意が必要です。

▶ 病初期の病名の伝え方や病状説明が、その後の患者のQOLに大きく影響する

　特に診断に伴うstigma（烙印）には、十分な配慮が重要です。治療による症状やQOLの改善、将来の新たな治療法の開発への期待などを説明し、患者、家族・介護者には、病初期から明るく前向きに接する姿勢が求められます。現在の治療は対症療法ですが、レボドパによる治療以降、PDの予後は大幅に改善しており、神経変性疾患の中で最も治療薬が充実しています。

▶ 慢性進行性だが、症状や経過は、症例ごとに異なる

PDは慢性進行性ですが、出現する運動症状や非運動症状、また経過は、症例ごとに大きく異なります。進行の速度は、高齢発症で早く、また振戦優位型の臨床病型より、無動・固縮型／姿勢反射障害・歩行障害優位型の臨床病型にて早いことなどが指摘されています。

▶ 運動症状の重症度評価には、ホーン＆ヤール分類が有用

PDの運動症状の重症度分類には、Hoehn & Yahr（H&Y）重症度分類が用いられます（表）[3]。運動症状は一側の上下肢から発症し（H&Y stage Ⅰ）、その後、対側にも症状が出現し両側性となり（H&Y stage Ⅱ）、発症後10年経過すると、ほとんどの患者は姿勢保持障害が出現し、H&Y stage Ⅲ以上になると考えられています。

表　Hoehn & Yahr重症度分類

Stage Ⅰ	症状は一側性で、機能的障害はないか、あっても軽微。
Stage Ⅱ	両側性の障害があるが、姿勢保持の障害はない。 日常生活、職業には多少の障害があるが行いうる。
Stage Ⅲ	姿勢保持障害がみられる。活動はある程度制限されるが、職業によっては仕事が可能である。機能的障害は軽度ないし中等度で、一人での生活が可能である。
Stage Ⅳ	要介助；重篤な機能障害を呈し、自力のみによる生活は困難となるが、支えられずに立つこと、歩くことはどうにか可能である。
Stage Ⅴ	全介助；介助なしでは立つことも不可能で、ベッドまたは車椅子の生活を強いられる。

文献3）訳改変

2）パーキンソン病の病態

▶ 発症時の線条体でのドパミン量は、若年健常者の1／10まで減少

黒質ドパミン神経細胞は、健常者でも加齢に伴い10年で約5％ずつ減少していくとされています。PD患者では病的な変性によりドパミン神経細胞が脱落し、運動症状の出現時には、黒質から線条体に供給されるドパミン量は、すでに若年健常者の約1／10まで減少しています。また神経細胞の減少は直線的ではなく、病初期により早く、次第に緩やかになると考えられています。

▶ 大脳基底核回路が、随意運動のプランと実行を調節

随意運動を正常に制御するには、運動のプラン・調節・実行の3つが必要です。運動に先立って、運動連合野で運動のプランが作られ、それが**大脳基底核**によって制御され、特に運動の調節に黒質・線条体系が関与しています。PD患者では、運動の開始や速度に異常をきたし、動かそうと思えば動かせますが、思ったように上手に動かせない状態（動作の開始の遅れ、速度の低下や振幅の減少など）が出現します。

▶ 大脳基底核回路の理解がPDの運動症状を知るポイント

　PD患者では、黒質緻密部の神経細胞脱落により、線条体でのドパミンが不足するため、大脳基底核回路に異常が生じます。この回路では、直接路、間接路、ハイパー直接路の3つが働いています（図）[4]。線条体の被殻にある神経細胞の多くは中型有棘ニューロン（MSN）で、線条体からの出力を担っています。MSNの約半数はドパミンD1受容体を、残りはD2受容体を発現しており、黒質緻密部から線条体へ分泌されるドパミンは、直接路のニューロンに対しては興奮性に（D1受容体）、間接路のニューロンに対しては抑制性に（D2受容体）作用します。PD患者では、線条体へのドパミン入力が低下し、直接路・間接路ともに淡蒼球内節／黒質網様部から視床への抑制性ニューロン（GABA作動性）の活動を上昇させ、最終的に視床から大脳皮質への興奮性ニューロン（グルタミン酸作動性）の活動を低下させます。その結果、大脳皮質の活動性が低下し、運動障害が生じます。

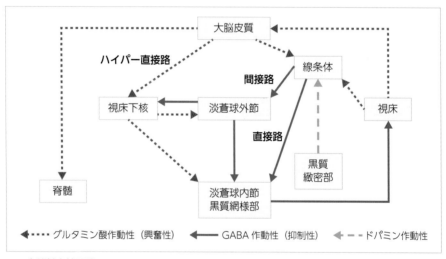

図　**大脳基底核回路**　　　　　　　　　　　　　　　　　　　　　　　　文献4）訳改変

3) パーキンソン病の病因

▶ 遺伝的素因と環境因子の相互作用に、ミトコンドリア障害や酸化的ストレスが加わる

　黒質神経細胞の変性に関するメカニズムは、まだ十分に解明されていませんが、遺伝的素因と環境因子の相互作用に、ミトコンドリア障害や酸化的ストレスが加わり、神経細胞内に、リン酸化された異常な**α-シヌクレイン**の凝集が出現し、細胞死が引き起こされると考えられています[5]。α-シヌクレインは、PDの病理学的特徴であるレビー小体の主要な構成タンパクです。家族性PDの研究から、α-シヌクレイン遺伝子の異常をはじめ、20以上の疾患原因遺伝子が同定され、これらのリスク遺伝子が複数重なった場合に、PD発症にも関与する可能性が推測されています。α-シヌクレインを中心とした、これらの研究の成果が、神経変性の抑制を目指す根本的治療の開発につながると考えられています。

▶ 発症に関わる環境因子には、リスクを増加させる因子と軽減する因子がある

　発症リスクを増加させる因子として、農薬・殺虫剤や有機溶媒への暴露、井戸水の飲水、頭部外傷の既往などがあり、軽減する因子として、喫煙習慣、コーヒー・カフェイン摂取、身体活動、地中海食などが知られていますが、いずれも治療や予防に関わる決め手にはなっていません。

4）パーキンソン病の疫学

▶ 有病率は約1,000人に1人、70歳以上では約100人に1人、高齢化で患者は増加

　PDの発症に関して人種や地域、性別による差はなく、**有病率**は世界的に約1,000人に1人とされます。発症に関わる最も重要な因子は加齢で、有病率は加齢とともに増加し、70歳以上では約100人に1人となります。我が国では今後、高齢者人口が増加していく限り、70歳以上のPD患者数も増えていくと予想されています。

▶ PDの死因は、誤嚥性肺炎が最も多く、転倒・骨折などの合併症が多い

　PD患者では、疾患そのものは**死因**にはならず、死因として最も多いのは、誤嚥性肺炎です。全身状態の増悪による多臓器的な死亡（転倒・骨折などによるADL低下、低栄養、便秘やイレウス、尿路感染症などの感染症などの合併）が特徴です。

（高橋　一司）

参考文献
1）高橋一司. 神経治療学. 2018; 35: 272-276.
2）日本神経学会 監修. パーキンソン病診療ガイドライン 2018. 医学書院、東京、2018、pp. 2-3.
3）Hoehn MM, Yahr MD. Neurology. 1967; 17: 427-442.
4）Nanbu A, Tokuno H, Takada M. Neurosci Res. 2002; 43: 111-117.
5）波田野琢、服部信孝. パーキンソン病の病態生理. パーキンソン病 200 年 –James Parkinson の夢 –（山本光利 編著）、中外医学社、東京、2020、pp.59-66.

B パーキンソン病の運動症状

本章のねらい

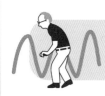

- パーキンソン病の診断に関わる運動緩慢、筋強剛、振戦、姿勢保持障害について。
- 歩行障害、姿勢異常、運動症状変動、ジスキネジアについて。
- レボドパ非反応性・抵抗性の症状や、パーキンソン症候群との違い。

キーワード　筋強剛、振戦、姿勢保持障害、すくみ足、ウェアリング・オフ、ジスキネジア

▶ 運動緩慢と筋強剛・振戦はパーキンソニズムの診断に必須な運動症状

○運動緩慢

　パーキンソニズム（パーキンソン徴候）は"運動緩慢（bradykinesia）"があることが必須であり、加えて**筋強剛**または静止時**振戦**のどちらかを認めた場合にパーキンソン病（PD）と診断できます[1]。これらの運動症状は片側から出現し、両側に広がり左右差を認めます。運動緩慢は運動の開始が遅く、運動に時間がかかる現象で、寡動（hypokinesia）は運動の大きさが小さくなることです。PDでは進行すると運動が欠如する無動（akinesia）となります。

○筋強剛

　筋強剛は筋緊張（抵抗）が一定に亢進している状態で、他覚的な診察によって評価します。持続的に亢進している場合を鉛管様筋強剛（lead-pipe rigidity）、手首を他動的に動かした時に断続的にガクガクと感じる場合は歯車様筋強剛（cogwheel rigidity）と表現します。具体的な症状には、起立歩行や着替え、書字、食事や会話が遅いほかに、瞬きが少なく表情が乏しい、声や字が小さいなどがあります。

○振戦

　振戦（tremor）は不随意に筋肉の収縮と弛緩が繰り返された時に起こる律動的（リズミカル）なふるえで、肢位により、静止時、姿勢時、動作時に分類されています。PDでは4～6 Hzの静止時振戦が特徴的で、一側上肢遠位部から出現することが多く、暗算や早口ことばなどの精神負荷で増強します。母指と第2・3指をすりあわせるような動きがあり、この振戦は丸薬丸め運動（pill-rolling tremor）と称されます。上肢を前方に水平挙上する姿勢をとると振戦は減弱します。姿勢を維持していると数秒後に再び出現することがあり、これはre-emergent tremorと呼ばれPDの特徴的な振戦です[1]。一般に、振戦は一側上肢から始まった場合、同側下肢、対側の上下肢（N字または逆N字型）に進展します。静止時振戦は初発症状の60～70％とされ、約25％の患者では出現しないと報告されています[1]。

○姿勢保持障害

　姿勢保持障害は体のバランスを崩しやすくなり姿勢を保つことが困難になる症状で、

検者が背後から患者の両肩を軽くつかみ、体幹を後方に引くpull testで評価します。健常者では2歩以内に踏みとどまり姿勢を立て直せますが、PDでは踏みとどまれず、小走りに足を送り、倒れてしまいます。姿勢保持障害が出現し歩行に障害がみられると、Hoehn & Yahr重症度分類のⅢ度に相当します。

▶ 歩行障害は小刻み歩行、加速歩行、すくみ足などが特徴

○すり足・小刻み歩行・加速歩行

　歩行障害は初発症状の20〜25％に認めます。初期ではすり足となり、歩隔（左右踵間の横間隔）が狭く、歩幅（左右踵間の前後間隔）は小さく小刻み歩行となります（図1）。腕の振りは症状が出現する側から減少します。その後、歩行開始に時間がかかり、歩幅が徐々に小さくなり、前傾姿勢が増強し、歩行速度が早くなり倒れそうになる加速歩行（festination）となります。

○すくみ足

　すくみ足（freezing of gait）は足が床にへばり付いて1歩が出しにくくなる現象で、1）歩行開始時、2）方向転換時、3）狭い場所を通る時、4）目的に接近する時、5）広い場所、6）横断歩道を渡る・電車に乗る時など緊張時、に多く出現します。すくみ足は病期の進行とともに頻度や程度が強くなり、オフ時に目立つようになります。足元に歩幅に合った目印を貼り、またぐように指示すると歩けるようになる矛盾性運動（kinesie paradoxale）を認めます[1]。

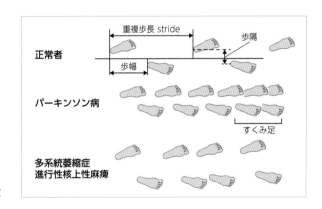

図1　**歩行の特徴**

▶ 姿勢異常

　PDでは首を前方に突き出してやや下がり、体幹が前傾・前屈姿勢（stooped and bent posture）となり、肘や膝関節が屈曲する特徴的な姿勢を示します。また、以下のような特徴的な姿勢異常を示すことがあります[1,2]（図2）。

○首下がり（dropped head）・腰曲がり（camptocormia）・ピサ症候群（Pisa syndrome）

　首下がりは頭部が体幹に対して45°以上に前屈した姿勢、腰曲がりは胸腰椎部が45°以上屈曲する姿勢、ピサ症候群は体幹が左右どちらかに10°以上傾く現象で他動的な運動や背臥位で改善します[2]。原因は臥位で改善することからジストニアが最も有力で、局

所的なミオパチーとする考えもあります。また薬剤の影響もあり、日本人PDではドパミンアゴニストによる首下がりや腰曲がりの報告が多く、薬剤の中止や変更で軽快します。

○変性側弯症（scoliosis）・その他

　変性側弯症は椎間板や椎間関節の老化変性によって腰椎が10°以上横に曲がる状態で、背臥位になっても改善せず腰痛や下肢痛を伴います[2]。

　その他、中手骨指節骨間（MP）関節（指の付け根の関節）が屈曲、近位指節間（PIP）関節（指の第2関節）が伸展・尺側に偏位し、遠位指節骨間（DIP）関節（指の第1関節）が屈曲するstriatal handと呼ばれる手の変形や、striatal footを認めます。

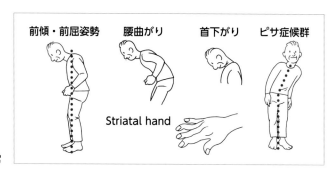

図2　姿勢異常

▶ 運動症状変動（Motor fluctuation）とジスキネジア（dyskinesia）

○運動症状変動の分類

　薬が効いている時間をオン時間、効いていない時間をオフ時間と呼び、Motor fluctuationは**ウェアリング・オフ**（Wearing-off）、Delayed-on、No-on、On-offに分類されます[1]。病期が進行すると神経終末のドパミン保持能が低下し、脳内で変換されたドパミンがシナプス間隙にすぐに放出され、またレボドパの半減期が60〜90分と短いため症状の日内変動を認めるようになります。この現象をウェアリング・オフ現象と呼び、患者はオン時間とオフ時間を大体予測することができます。Delayed-onはレボドパ胃排出時間の遅延や腸管における吸収障害によりオン時間が遅れる現象で、No-onはさらに血液脳関門通過が悪くなりオン時間にならない現象です。On-offは内服時間に関係なくスイッチが切れるように予測できないオフが突然起こる現象です。

○ジスキネジア

　ジスキネジアは自分の意思とは無関係に身体が勝手に動いてしまう不随意運動で、進行期に出現します[1]。Peak-dose dyskinesia（図3①）は、オン時にレボドパ血中濃度が患者の至適有効域を超えた時に出現し、顔面、舌、頸部、四肢、体幹に舞踏病運動として現れ、出現頻度はレボドパ治療4〜6年で36％程度です[1]。Diphasic dyskinesia（図3②）はレボドパ血中濃度の上昇期と下降期の二相性に出現し、下肢優位に反復性のバリズム様の動きやジストニアを認め、出現頻度は15〜20％です[1]。

▶ レボドパ非反応性（non-responder）・抵抗性（resistant）の症状

　多くの運動症状はレボドパ治療によって軽快しますが、レボドパ抵抗性振戦や進行期

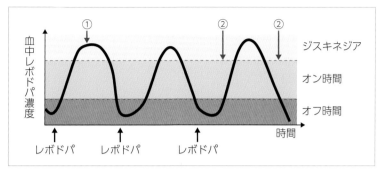

図3　ウェアリング・オフとジスキネジア

のすくみ足、姿勢保持障害、姿勢異常など治療の反応が乏しいものがあります[4]。大脳基底核起源の振戦に比べて、オリーブ小脳系起源の振戦はレボドパ治療が奏効しづらく、ゾニサミドが有効な場合があります。すくみ足は病期の進行に伴い増加し、レボドパ量が不十分な場合やオフ時に目立ち、レボドパ治療に反応するレボドパ反応性すくみ足を認めます。5％以下の患者ではレボドパ量が多すぎることでオン時にレボドパ誘発性すくみ足が出現します。また、進行期ではレボドパ治療が奏効しないすくみ足や、オフからオン時の移行期にすくみ足が顕著になることがあります。

▶ PDとパーキンソン症候群との歩行障害の違い

　PDや多系統萎縮症（MSA）、進行性核上性麻痺（PSP）などの神経変性疾患では、運動症状は片側から始まり両側に進展します。大脳白質のびまん性虚血性病変や基底核の多発性血管障害による血管性パーキンソン症候群（Parkinson's syndrome：PS）は下肢優位に運動緩慢が目立ち、歩行が障害されます。PDでは歩隔が小さく左右差があり、PSでは歩隔が広く（図1）[4]、薬剤性PS、正常圧水頭症では左右差が目立ちません。また、10歩の継ぎ足歩行はPDとPSの鑑別に役立ち、達成率は発症3年未満のPD患者では92％で、PS患者では18％と低いと報告されています[5]。MSAやPSPは、早期からすくみや姿勢保持障害を認め、転倒しやすく、レボドパの治療が奏効しません（表1）。

表1　歩行障害の比較

	PD	MSA	PSP	血管性PS
歩隔	狭い	広い	広い	広い
歩幅	狭い	狭い	狭い	狭い
早期からのすくみ	－	＋＋	＋＋＋	＋
早期からの姿勢保持障害	－	＋	＋＋＋	±
早期からの転倒	－	±	＋＋＋	±
レボドパ反応性	＋＋＋	早期は＋	－	－

（飯嶋　睦）

参考文献
1）日本神経学会 監修．パーキンソン病診療ガイドライン2018．医学書院、東京、2018．
2）Doherty KM, van de Warrenburg BP, Peralta MC, et al. Lancet Neurol. 2011; 10: 538-549.
3）Nonnekes J, Timmer MHM, de Vries NM, et al. Movement Disord. 2016; 31: 1602-1609.
4）Bhidayasiri R, Rattanachaisit W, Phokaewvarangkul O, et al. Parkinsonism Relat Disord. 2019; 59: 74-81.
5）Abdo WF, Borm GF, Munneke M, et. al. JNNP. 2006; 77: 1367-1369.

C パーキンソン病の非運動症状 とはどのようなものか

本章のねらい

- ・パーキンソン病（PD）の非運動症状について、その臨床的意義を概説します。
- ・臨床上、問題となる認知機能障害、気分障害、睡眠障害、自律神経障害、感覚障害などについて説明します。
- ・実臨床でのマネージメントの重要性についても解説します。
- ・PD治療の基本は十分なドパミン補充であることを説明します。

キーワード 軽度認知機能障害、認知症、うつ、アパシー、日中過眠、レム睡眠行動障害、便秘、起立性低血圧、ペイン、衝動制御障害（キーワードの解説は表2参照）

▶ パーキンソン病の非運動症状の臨床的意義を把握する

　パーキンソン病（PD）は運動障害を主徴とする代表的な神経変性疾患ですが、その症状は運動障害のみにとどまらないことがすでに広く認識されています。むしろ運動症状は氷山の一角にたとえられるほどで、PDの症状の一部分にすぎません。水面下に潜んでいる部分が非運動症状と捉えられています（図1）。PDの非運動症状には大まかに以下の二つの重要な意義があります。

1）臨床症状としての非運動症状

　代表的な非運動症状を表1に挙げました。いかにもPDとは全身疾患であることがよく分かります。これらは患者さんの「生活の質（quality of life, QOL）」を著しく阻害しますが、その程度は運動症状や運動合併症を上回るとも報告されています。また、患者さんのみならず家族の生活にも影響が大きく、家族が困る症状の代表でもあります[1]。

2）前駆症状としての非運動症状

　運動障害を主症状とするPDですが、その病態は運動障害の出現以前から始まっていることが明らかにされています。一方、例えば便秘はPDに高頻度に合併しますが、前向きコホート研究によると、便秘を有する一般集団は便秘のない集団よりもPDを発症する割合が4倍程度高いことが示されています。つまりPDには非運動症状のみの病期（前駆期）が存在します（図2）。したがって、前駆期の検出を可能にして予防介入できれば、運動症状を防げるかもしれません。そのため、世界中の研究者が非運動症状に注目しています。今はまだ予防介入の方法が開発されていませんが、可能になった際には、非運動症状の臨床的意義がますます重要になることでしょう。

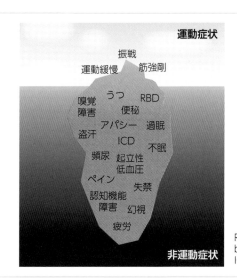

RBD, rapid eye movement sleep behavior disorder;
ICD, impulse control disorder

図1　運動症状は氷山の一角で水面下に潜むのが非運動症状

表1　多種多彩な非運動症状

病態の分類	症状による分類
認知機能障害	記銘力障害、見当識障害、実行機能障害、判断力障害など
気分障害	うつ、アパシー、アンヘドニア（無快楽症）、易疲労など
睡眠障害	日中過眠、不眠、レム睡眠行動障害、悪夢など
自律神経障害	便秘、胃食道逆流、唾液分泌障害、起立性低血圧、夜間盗汗、発汗低下、排尿障害、性機能障害、レイノー現象、網様青斑、冷え症など
感覚障害	嗅覚障害、視力障害、ペインなど
その他	衝動制御障害など

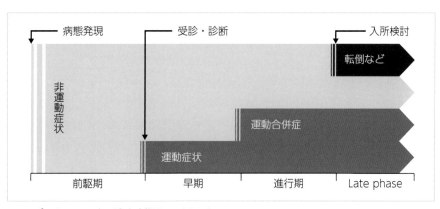

図2　パーキンソン病の臨床病期とマイルストン

▶ ベッドサイドで問題となる非運動症状は多種多彩

　非運動症状は表1に挙げたように機能的な病態ごとに分け、それぞれに特徴的な症状を整理すると理解しやすいでしょう。非運動症状は多種多彩ですが、機能病態的な分類はマネージメントの計画にも有益であると思います。

▶ 非運動症状のマネージメントには多職種連携と集学的対応が重要

　非運動症状は患者さんごとの多様性も大きな特徴です。つまり、そもそもあったりなかったり、程度が軽かったり重かったり、単独であったり複数であったり、患者さん個々に異なっているのが通常です。したがって、まず健康上の問題となっているか、次にQOLの阻害があるかどうか、同居する家族にとって困った問題となっていないか、以上の3点に注目してマネージメントを計画します。

1）多職種の連携が重要

　マネージメント計画の立案には十分な臨床情報が必要ですが、多岐にわたるため、特に非運動症状に関して患者さんと医師のコミュニケーションのみでは不十分です。必然的にほかの職種の関わりが重要となり、多職種による連携医療が求められます。多職種カンファレンスは重要ですが、形骸化しないためにはベッドサイドでの情報交換のみでも相当に有益です。"活きた"チーム医療を目指すことが重要です。

2）治療方法は大きく分けて薬物療法と非薬物療法

　エビデンスが確立されていない領域も存在するため、必ずしも"エビデンスに基づいた治療"はできません。先人の知恵たる"経験に基づいた治療"もまた駆使する必要があるため、成書のみならず、文献、座学、学会などでの医療者間のパーソナル・コミュニケーションもとても重要になります。知恵の共有には多職種チームでの小規模な勉強会があると良いでしょう。なお『パーキンソン病診療ガイドライン』は前者ですが、『パーキンソン病療養の手引き』はエビデンスのみならず後者にも言及がありWEBで参照可能です[2]。2023年2月に追補版も作成されました。本稿では表2に主な非運動症状とマネージメントを要約しました（キーワードの解説も表2参照）。

▶ 非運動症状といえどもパーキンソン病治療の基本は十分なドパミン補充

　非運動症状とはいえ、発生母地が運動症状、中でもコントロール不良なものや運動合併症、長期の薬物療法自体に関連して生じる非運動症状が少なくありません。さらに非運動症状にもドパミン依存性の日内変動が明らかにされています。十分なドパミン補充が多数の非運動症状に有効であることから、マネージメントの前提として日頃の診療を常に顧みることが重要です。

（前田 哲也）

参考文献
1) 柏原健一、武田篤、前田哲也、他. みんなで学ぶパーキンソン病 改訂第2版. 南江堂、東京、2020.
2) 神経変性疾患領域の基盤的調査研究班. 2023年2月. http://plaza.umin.ac.jp/neuro2/ryouyounotebikitui20230210web.pdf
3) 織茂智之. 臨床神経. 2017; 57: 259-273.

文献2の
QRコード

表2　非運動症状とそのマネージメント

非運動症状	マネージメント
軽度認知機能障害（mild cognitive impairment, MCI）	・一般的にはADのMCIに準じて対応するが、記憶障害のみのMCIは少ないため神経心理検査を定期的に行う ・薬物治療は基本的に不要で啓発が重要である
認知症（Parkinson's disease dementia, PDD）	・研究クライテリアとして1年ルールが用いられている（運動症状出現1年未満の認知症はDLBと扱い、1年以上の場合はPDDと扱う） ・非薬物療法はADに準じ、パーソン・センタード・ケアを重視した多職種連携による医療提供を行う ・薬物療法は中核症状とBPSDに対して行うが保険適応を有する薬剤はない
うつ	・神経心理検査が簡便に評価できて有用である ・非薬物療法として、その程度や希死念慮の有無によっては精神科医への受診を促すことが重要である ・薬物療法は抗PD治療薬にも効果が期待でき、抗うつ薬も用いて対応する
アパシー	・神経心理検査が簡便に評価できて有用である ・アパシー単独の気分障害はPDに特有で、生活障害の程度の割に自覚に乏しく症状を訴えることもあまりないため、医療スタッフの気づきや家族などからの情報が重要である ・非薬物療法は神経心理学的アプローチが有用である ・特異的な薬物治療はないため、抑うつや認知症と関連する場合にはそちらの治療を優先して考慮する
日中過眠	・自己記入式スケールが自覚を促し評価にも有用である ・非薬物療法は不眠症に準じた生活習慣および環境の整理を十分に行う ・自動車運転に関する法整備は進んでいないが、同乗者が危険と感じる場合はしないことを勧めるよう検討する ・薬物療法として投与可能な保険適用を受けた薬剤はないが、DAが誘因の場合があり中止の検討を行う
レム睡眠行動障害（RBD）	・評価には簡易的な自己記入式スケールが有用で、ベッドパートナーからの情報が重要である ・正確な診断にはポリソムノグラフィーを行う ・非薬物療法は不眠症に準じた生活習慣および環境の整理を十分に行う ・薬物療法として保険適用を受けた薬剤はないが米国睡眠学会のガイドラインに準じて行われる
便秘	・通過障害を来す器質的疾患の合併を除外する ・非薬物療法を優先し、十分な水分摂取を促し、適度な運動を励行する（緩下剤の多くが十分な水分の存在下で有効性を発揮することを啓発する）。食物線維摂取やプロバイオティクス、排便習慣や排便姿勢の指導も有益である ・薬物療法は作用機序の異なる複数の治療薬があり、適したものを選択する。刺激性薬剤の連用は避け、機械的下剤も必要に応じて使用する
起立性低血圧	・PD臨床診断クライテリア[3]に定義されている ・立ちくらみの危険性、すなわち失神から転倒骨折リスクがあることを啓発し未然の対応を指導する ・非薬物療法として、トイレ時や入浴中などの急な姿勢転換を避け、体位変化時のみならず排尿後や食後にも生じる頻度が高いことなどを指導する。塩分および水分摂取は重要である一方、心不全など循環器疾患と関連して降圧薬や利尿薬などが誘因となる場合もある。就寝時には頭部を高くすることで末梢血管の抵抗性を高め血圧低下の予防になる。弾性ストッキングも有用であるが常用に難がある。 ・薬物は数種類が利用可能である。使用時は臥位高血圧に注意し、高血圧性合併症の可能性についてインフォームド・コンセントを得て、薬物が不要になれば速やかに中止する
ペイン	・骨関節疾患、悪性疾患など器質的疾患を除外する ・運動症状および運動合併症に伴って発生する機能的な症状であるが、長期例では姿勢障害から器質的な筋骨格障害を生じ集学的検討を要することもある ・非薬物治療として、マッサージやストレッチなどは有効性が期待できる。肩こりは比較的頻度が高い。気分障害などに伴う心因反応の場合、薬物抵抗性である ・薬物療法としては鎮痛薬などを利用して対症療法を行う
衝動制御障害	・病的賭博、性欲亢進、むちゃ食い、ドパミン調節障害などを含んだ精神症状の総称である ・日常生活に影響が大きい問題症状であるため、高リスク患者では日々の診療から注意を払う。医師には伝えづらく他職種による声がけなどから発覚することも多い。家庭および社会生活で深刻な事態に陥ることがあるため未然の対応が重要で、発生時には概して早急な対応が必要となる ・リスク因子であるDAの減量または中止を速やかに検討し、一方でADL低下を伴うことを患者および介護者に啓発しアドヒアランスを確保する。多職種スタッフおよび集学的アプローチが必然であるため、医療相談員などを中心にして継続可能な治療体制作りを行う。家族のケアのため通院治療にこだわらず入院あるいは施設入所での治療継続も配慮する。結果としてADLレベルを犠牲にし、患者の心身の安静および安全の確保を優先せざるを得ないこともあるため、治療方針の決定には多職種カンファレンスが不可欠である

AD, Alzheimer's disease; DLB, dementia with Lewy body; BPSD, behavioral and psychological symptoms of dementia; PD, Parkinson's disease; DA, dopamine agonist; RBD, rapid eye movement sleep behavior disorder; ADL, activity of daily life

D パーキンソン病の鑑別診断と検査

本章のねらい

・パーキンソン病（PD）とほかのパーキンソン症候群の違い、鑑別点、検査の意義を理解します。

キーワード パーキンソニズム、DLB、MIBG心筋シンチグラフィ、ドパミントランスポーター（DAT）シンチグラフィ、MSA、PSP、CBD、OSIT-J

▶ パーキンソン病とパーキンソン症候群はどこが違いますか？

　パーキンソン病（PD）の診断は英国ブレインバンクの診断基準[1]がこれまで多く用いられてきましたが、国際パーキンソン病・運動障害疾患学会（MDS）の基準（2015）[2]が新たに提唱されました。PDの診断には①運動緩慢が必須であり、加えて②筋強剛（歯車様が典型的）、③4〜6 Hzの静止時振戦、の少なくとも1つがあることが条件です。症状の左右差があること、レボドパに良く反応することが支持的徴候として示されています。また嗅覚低下やMIBG心筋シンチグラフィの異常も重要なポイントです。

　逆に、PDを支持しない徴候として①小脳症状、②下方への核上性眼球運動障害、③発症5年以内の認知症や失語の存在、④ドパミン遮断薬の服用歴、⑤600 mg/日以上のレボドパ内服でも反応がない、⑥皮質性感覚障害（手のひらに書いた文字が認識できない）や失行（キツネやハトの手を模倣できない）、などが挙げられます。

　なおパーキンソン症候群とはPDでみられる症状（**パーキンソニズム**）をきたす疾患の総称ですが、厳密には症状はPDに似ているが原因が異なるPD以外の疾患のことを指します。

▶ パーキンソン病の主な鑑別疾患は何がありますか？

　PDと症状が類似の疾患は多くありますが、それぞれ臨床症状や画像検査に特徴があり、鑑別が必要です。典型的なPDでは便秘、嗅覚障害、レム睡眠行動異常症（障害）などの前駆症状がみられることがあります。以下に主な鑑別疾患を挙げます。

○本態性振戦…PD同様振戦がみられますが、動作緩慢や筋強剛はみられません。一般に姿勢時、動作時に振戦がみられ、緊張すると強く、静止時には消失するのが特徴です。

○**レビー小体型認知症（DLB）**…注意力、集中力低下などの進行性認知機能障害があり、誘因のないパーキンソニズム、繰り返すありありとした幻視、レム睡眠行動異常症（障害）が中核症状です。変動する認知障害が先行しますが、進行期PDの経過中に同様の認知症状が出現するPDD（認知症を伴うPD）と臨床的に区別するのは困難です。PDと同様に**MIBG心筋シンチグラフィ、ドパミントランスポーター（DAT）シンチグラフィ**での異常がみられます。病理学的にはPD, PDD, DLBともにα-シヌクレインを主要成分とする神経細胞内封入体が出現するため、包括的にレビー小体病と呼びます。

○**多系統萎縮症（MSA）**…PD同様に動作緩慢があり筋強剛がみられますが、振戦を伴うことは少ないです。症状の左右差が目立たず、レボドパの反応性に乏しく、5年以内に歩行困難、嚥下障害、構音障害を認める点がPDと異なります。MSA-C（後述）は早期から小脳失調がみられるので、PDと鑑別は比較的容易ですが、MSA-P（後述）はしばしば鑑別が困難です。MSA-Pでは①レボドパに対する反応が乏しい、②進行が早く、構音障害が目立つ、③症状の左右差が乏しく、静止時振戦はまれである、④MIBG心筋シンチグラフィの取り込み低下がみられない、⑤高度の頸部前屈、脊柱の前屈、側屈、⑥高度の発声困難、⑦いびきの出現、⑧ミオクローヌス様の動作時、姿勢時振戦など、いくつかのPDとの鑑別点があります。

○**進行性核上性麻痺（PSP）**…PD同様、動作緩慢、筋強剛を認めますが、体軸症状が強く、垂直方向への眼球運動障害があることが特徴です。PDよりも高齢発症のことが多く、脳内で異常タウが蓄積します。PDとの鑑別点はレボドパの反応性に乏しいこと、進行すると頸部が後屈することが多く、後方転倒傾向が強いこと、症状の左右差は乏しいことが挙げられます。進行すると思考遅延など、認知機能低下も出現します。

○**大脳皮質基底核変性症（CBD）**…左右差のある筋強剛、動作緩慢に加えて、キツネやハトの指まねができないなど、構成失行が初期から目立つのが特徴です。進行すると、動作時に異常な姿位が出現する他人の手徴候や道具が使えないなどの症状が出現します。レボドパへの反応性は乏しいです。PSP同様、脳内に異常タウが蓄積します。

▶ 二次性パーキンソニズムの原因は何ですか？（薬剤性・中毒性・脳血管性）

○薬剤性…抗精神病薬の多くはドパミン遮断作用があり、原因となり得ます。ハロペリドールやチアプリド、スルピリドなどは有名ですが、比較的副作用の少ないリスペリドンなどでも生じ得ます。中枢性制吐薬であるメトクロプラミドも注意が必要です（表）。
○中毒性…重金属ではマンガン中毒が知られています。以前はマンガン鉱山の労働者でみられましたが、最近では溶接ヒュームに含まれるマンガンの吸入によるパーキンソン症状の症例が報告されています。農薬、殺虫剤などへの暴露もPD発症リスクを上昇させる可能性が指摘されています[3]。

表　パーキンソニズムをきたす薬剤

・抗精神病薬	・制吐薬
ハロペリドール（セレネース） クロルプロマジン（コントミン） スルピリド（ドグマチール） チアプリド（グラマリール） レボメプロマジン（ヒルナミン） ペルフェナジン（PZC）	メトクロプラミド（プリンペラン） シサプリド（アセナリン） ドンペリドン（ナウゼリン）
	・抗めまい薬
	ペルフェナジン（PZC）
・非定型抗精神病薬	・抗うつ薬
リスペリドン（リスパダール） ペロスピロン（ルーラン） オランザピン（ジプレキサ） クエチアピン（セロクエル）	三環系、四環系抗うつ薬（トリプタノール、テトラミドなど）
	・降圧薬
	レセルピン（アポプロン）

（　）は商品名

○脳血管性…多くは多発性のラクナ梗塞やびまん性白質障害などにより生じることが多いです。筋強剛や振戦が目立たない割に小歩症や姿勢反射障害は顕著であり、PDと違い歩隔は広く、突っ立った姿勢をとることが特徴です。認知機能障害や軽度の麻痺、失調症状を合併することも多いです。

▶ PDの鑑別に必要な検査はどのようなものがありますか？

1）頭部MRI

MRIで異常のみられるパーキンソン症候群の特徴として、進行性核上性麻痺ではMRIにて中脳被蓋の萎縮や第3脳室の拡大がみられます。大脳皮質基底核変性症では大脳半球の左右差の目立つ萎縮がみられることが特徴です。また、多系統萎縮症ではMRIにて小脳・脳幹の萎縮が強い小脳型（MSA-C）と大脳基底核（被殻）の萎縮、鉄沈着がみられるパーキンソニズム型（MSA-P）がありますが、進行すると両者を合併することもあります。MSA-Cでは脳幹の萎縮に伴い橋の十字サイン（hot cross bun サイン）がみられます（図1）。

2）嗅覚検査

PDでは早期より嗅覚障害が生じることが多く、**OSIT-J**などの嗅覚テストで判定します。レビー小体型認知症でも高度に障害されます[4, 5]。

3）MIBG心筋シンチグラフィ

MIBGはノルエピネフリンの類似薬ですので、MIBG心筋シンチグラフィは心臓交感神経節後線維の機能を反映します。PDでは心臓交感神経節後線維が脱落することが知られており、左心室（H：heart）でのシンチグラフィの取り込みの値を、背景である縦隔（M：mediastinum）の取り込み値との比で計測します（H/M比）。PDやDLBではH/M比が低下するため、ほかのパーキンソン症候群との鑑別に役立ちます（図2）。

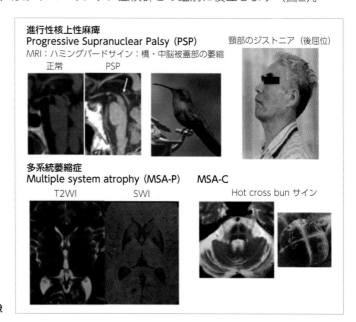

進行性核上性麻痺
Progressive Supranuclear Palsy (PSP)
MRI：ハミングバードサイン：橋・中脳被蓋部の萎縮
　　　正常　　　　PSP
頸部のジストニア（後屈位）

多系統萎縮症
Multiple system atrophy (MSA-P)　　MSA-C
　　T2WI　　　　SWI　　　　　　　Hot cross bun サイン

図1　PSPとMSAのMRI画像

　なお、糖尿病性末梢自律神経障害や一部のモノアミン酸化酵素阻害薬（MAOB阻害薬）、三環系抗うつ薬やSSRI/SNRIなどでも低下することがあり、注意が必要です。

4）ドパミントランスポーター（DAT）シンチグラフィ

　線条体には中脳黒質よりドパミン神経が投射しており、ドパミンを線条体で放出したのち、再取り込みで使われるドパミントランスポーターの量を測定する検査です。主として黒質–線条体ドパミンニューロンの脱落を反映します。PDでもパーキンソン症候群でも取り込みは低下しますが、症状の強い側と対側の線条体でより低下するのが特徴です。取り込み値は、SBR（signal binding ratio）で計測しますが、線条体での取り込みの形状も重要です。一般にPDでは、勾玉状からドット状に変化します。

5）起立試験

　Schellong testでは、患者に安静仰臥位になってもらい、ベースラインの血圧を測定したのち、立位直後、1分後、3分後、5分後の血圧を測定します。一般に仰臥位→立位で最大20 mmHg以上の血圧低下があれば起立性低血圧と判断します。正常でも血圧は若干低下しますが、交感神経系の代償性賦活により脈拍数の上昇がみられます。PDで自律神経障害重症例では、脈拍の変化が得られないことがあります。

　同じように他動的に臥位より寝台を挙上させ、血圧、脈拍の変動を測定する場合はhead-up tilt testといいます。

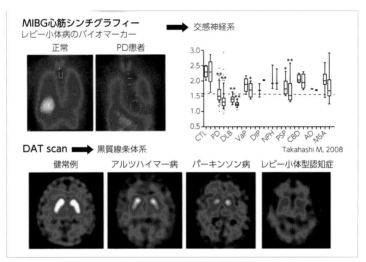

図2　MIBG心筋シンチグラフィ・ドパミントランスポーターシンチグラフィの画像
MIBGデータは自験例
CTL：正常対照、VaP：血管性PD、DIP：薬剤性パーキンソン症候群、NPH：正常圧水頭症、PSP：進行性核上性麻痺、CBD：大脳皮質基底核変性症、AD：アルツハイマー病、MSA：多系統萎縮症

（髙橋 牧郎）

参考文献
1）Hughes AJ, Daniel SE, Kilford L, et al. J Neurol Neurosurg Psychiatry. 1992; 55: 182.
2）Postuma RB, Berg D, Stern M, et al. Mov Disord. 2015; 30: 1595.
3）Quadri M, Federico A, Zhao T, et al. Am J Hum Genet. 2012; 90: 467-477.
4）Iijima M, Kobayakawa T, Saito S, et al. Inter Med. 2008; 47: 1887-1892.
5）織茂智之. パーキンソン病の最近の検査、治療（総説）. 日老医誌. 2016; 53: 195-209.

3 薬物療法

A　運動症状に対する薬物療法

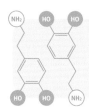

本章のねらい

・8種類の抗パーキンソン病（PD）治療薬について解説します。
・早期と進行期の薬物治療の要点を説明します。

キーワード　レボドパ、ウェアリング・オフ、ジスキネジア、ドパミンアゴニスト、進行期パーキンソン病

▶ レボドパの半減期の短さと切り離せない各種薬剤開発

　抗パーキンソン病（PD）薬（抗PD薬）とはPDの運動症状の改善を目的とした薬のことです。ドパミンの前駆体である**レボドパ**が登場し、PD治療に革命をもたらしました。そしてレボドパは発売以来50年を経過しても依然、抗PD薬の主役です。しかしレボドパは半減期が短いという欠点があるため、**ウェアリング・オフ**や**ジスキネジア**などの運動合併症をきたします。レボドパによる運動合併症の発現を抑制するためにほかの抗PD薬が開発されてきたといえます。

　本稿では、まず経口、貼付あるいは皮下注で用いる各種抗PD薬について概説し、次に早期と進行期（進行期とはウェアリング・オフの出現後を意味する）のPD患者に対する薬物療法について説明します。

▶ I　抗PD薬の種類

1）レボドパ

　PDの症状の多くは脳内のドパミンが不足することによって生じるため、ドパミンを補充する治療法が最も理にかなっています。しかしドパミンは血液脳関門を通過できないので、ドパミンの前駆体であるレボドパを治療に使用します。レボドパは、小腸のアミノ酸トランスポーターから吸収されるので、吸収は食事（特にタンパク質/アミノ酸を多く含む食事）によって低下し、胃排泄能の低下によって遅延します。またレボドパは末梢でドパ脱炭酸酵素によって容易にドパミンに変換され、またカテコール- O-メチル基転移酵素（COMT）によって3-O-methyldopaに代謝されます（**図1**）。

　このようにレボドパの代謝や吸収は個人差が大きいため、必要な用量は個体差が非常に大きいです。通常のレボドパ配合錠の場合、およそ2%のレボドパが血液脳関門を通過し、脳内で主にドパミン神経細胞によってドパミンに変換され、神経終末からシナプス間隙に放出されて効力を発揮します。ドパミン神経細胞は神経終末にドパミンD_2受容体（ドパミンの過剰放出を抑制する）とドパミントランスポーター（シナプス間隙からドパミンを再取り込みする）を発現していて、シナプス間隙のドパミン濃度を調節し

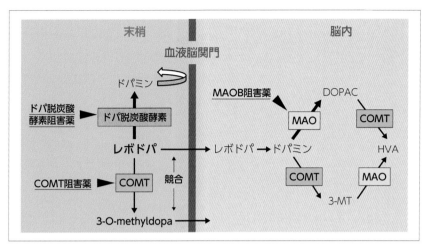

図1　レボドパの代謝経路

ています。

　病初期でドパミン神経細胞がある程度保たれていれば、血中半減期が60分ほどのレボドパを服用して血中濃度が激しく変動しても、上記の調節機能のために脳内ドパミン濃度を一定範囲内に保ち、薬効も安定します。しかしドパミン神経細胞の変性が進行すると、レボドパの多くがセロトニン神経細胞でドパミンに変換されるようになります。セロトニン神経細胞には、上述のようなドパミン調節機構がないため、レボドパの血中濃度変動に合わせて、脳内のドパミン濃度も変動し、ドパミン受容体に非生理的な波状刺激をもたらします。この波状刺激が運動合併症を引き起こすのです。

2）レボドパ代謝修飾薬（ドパ脱炭酸酵素阻害薬、MAOB阻害薬とCOMT阻害薬）

　レボドパは体内で速やかに代謝されてしまうため、効果時間を長くする工夫がなされています。現在使用されているレボドパ製剤のほとんどは、ドパ脱炭酸酵素阻害薬（カルビドパあるいはベンセラジド）が配合されており、末梢におけるレボドパからドパミンへの変換を防いでいます（図1）。レボドパ単剤もありますが、手術時など経口投与ができない時に経静脈的に投与されるくらいです。

　レボドパの効果を持続させるために、末梢でレボドパの3-O-methyldopaへの代謝を防ぐCOMT阻害薬（エンタカポン、オピカポン）、脳内でのドパミンからDOPACへの代謝を抑制するMAOB阻害薬（セレギリン、ラサギリン、サフィナミド）が、臨床に用いられています（図1）。

3）ドパミンアゴニスト

　ドパミンアゴニストはドパミンの代わりにドパミン受容体に結合し刺激します。最大の特徴は、作用時間が長いことですが、徐放化や貼付剤にすることによってさらに安定し持続したドパミン刺激を実現しています。レボドパに比べて効果が弱いのが欠点ですが、期待される効果はドパミン刺激の底上げです。

　麦角系アゴニスト（ペルゴリドとカベルゴリン）は心臓弁膜症のリスクがあるため、定期的な心エコー検査が必要です。また非麦角系アゴニスト（プラミペキソール、ロピ

ニロール、ロチゴチン）では眠気のため「自動車の運転、機械の操作、高所作業等危険を伴う作業に従事させないよう注意すること」という警告が添付文書に記載されています。貼付剤については、継続には保湿など皮膚管理指導が重要です。一方、アポモルヒネ皮下注は、ほかのアゴニストとは異なり、即効性で、短時間作動型です。効果は絶大で、主にオフ時のレスキューに使われます。

4）アマンタジン

作用機序として、ドパミン放出を促進する働き、グルタミン酸受容体拮抗薬としての働き、が推定されています。ほかの抗PD薬と併用されることがほとんどで、PDの運動症状全般に効果があります。

5）ゾニサミド

作用機序は良く分かっていませんが、運動症状の改善効果があり、オフ時間の短縮効果もあります。レボドパに、ほかの抗PD薬をもう一剤併用しても十分な効果が得られなかった場合に使用します。特に振戦が残る場合に使うことが多いです。

6）ドロキシドパ

PDではドパミンのほかにノルアドレナリンも減少します。Hoehn & Yahr重症度分類Ⅲ度の患者の、すくみ足に有効とされますが、近年では立ちくらみに対して使われることが多いです。

7）イストラデフィリン

PDでは基底核回路の機能異常をきたしますが、イストラデフィリンはアデノシンの働きを抑制することにより、基底核回路の機能異常を是正し、運動症状を軽減する働きをもちます。つまり非ドパミン系の薬です。レボドパ治療中で、かつウェアリング・オフを有する患者さんに用います。

8）抗コリン薬

脳内でドパミンが減少し、アセチルコリンが相対的に優位になるとPDの運動症状が悪化するとされています。そこで抗コリン薬によって、アセチルコリンの働きを抑えて、ドパミンとのバランスを回復させるため、運動症状、特に振戦が改善します。認知機能を低下させることがあり、高齢者には慎重に投与する必要があります。

▶ Ⅱ　早期PDの薬物療法

○レボドパで始めるか・ドパミンアゴニストあるいはMAOB阻害薬で始めるか

PDの診断がなされた場合、速やかに薬物治療を開始することがすすめられます。ただし、治療開始の際には、使用薬物の効果、副作用、薬剤費用あるいは患者の希望なども聞いて判断することが求められます。レボドパで開始するか、ドパミンアゴニストあるいはMAOB阻害薬で開始するかの選択になります。

運動症状改善効果はレボドパのほうが優れますが、運動合併症（ウェアリング・オフとジスキネジア）の予防といった点からはドパミンアゴニストあるいはMAOB阻害薬が勝ります。精神症状、非運動症状への効果や副作用の観点からは、レボドパ開始群のほうが優れます。このような要素を勘案して、治療アルゴリズムが提唱されています*。

運動障害により生活に支障をきたすようであれば、レボドパで治療を開始、一方で65歳未満発症など運動合併症の発現リスクが高い場合には、ドパミンアゴニストあるいはMAOB阻害薬で開始するほうが良いです。

* 日本神経学会 監修. パーキンソン病診療ガイドライン2018.
https://www.neurology-jp.org/guidelinem/pdgl/parkinson_2018_22.pdf

▶ Ⅲ　進行期PDの薬物療法

○**進行期パーキンソン病**の定義

　『パーキンソン病診療ガイドライン2018』では「L-ドパ（レボドパ）を1日3回投与しても薬物の内服時間に関連した効果減弱がある」ことをウェアリング・オフと定義しています。一般的にはウェアリング・オフが生じた時点で進行期に入ったといえます。「進行期」の再定義の試みがなされていますが、本稿では従来の「進行期」の定義を用います。

○ウェアリング・オフに対する安定的なドパミン刺激

　ウェアリング・オフが生じたら、まずレボドパを1日4〜5回投与とする、あるいはドパミンアゴニストを開始、増量するなどで対応します。さらに、COMT阻害薬、MAOB阻害薬、イストラデフィリンやゾニサミドを追加します。レボドパ以外は高価なことがあるので、コスト面を患者さんに話すことも必要です。留意すべきことは、血中半減期の短いレボドパが治療の中心になるため難しいことではありますが、できうる限り安定的なドパミン刺激を行うことです。以上を試みてもオフが残る場合には、安定的なドパミン刺激を考慮して、レボドパのさらなる頻回投与を行うことが多いです。

○ジスキネジアに対するレボドパ調整

　このようなオフの治療を続けていくと、PDの進行とドパミン刺激の変動が相まって、ジスキネジアが生じてきます。ジスキネジアが生じてきたら、レボドパが過量になっていないかを確認します。過量ならレボドパを減量しますが、そうでなければ、レボドパの総量を変えずに1回の服用量を減らし、服用回数を増やすことにより、レボドパの血中濃度の変化をできるだけ小さくするように試みます。

　改善がなければ、内服の減量が可能であれば、レボドパ以外の併用薬の減量を試みても良いです。次に抗ジスキネジア作用があり、抗PD薬でもあるアマンタジンを追加することが多いです。またレボドパの総量を減量し、ドパミンアゴニスト増量で置き換えてみることも行われます。これらを試みても、ジスキネジアが高度で、体重減少などをきたすようであれば、時期を逸することなくデバイス療法を考慮すべきです。

（冨山 誠彦）

B 非運動症状に対する薬物治療

本章のねらい

・パーキンソン病（PD）で認める非運動症状の非薬物治療を学びます。
・その上で、非運動症状に対する薬物治療の基本を学びます。
・また、非運動症状の薬物治療で認める副作用も学びます。

キーワード ドパミン、幻覚、妄想、気分障害、アセチルコリン、セロトニン、ノルアドレナリン、情動障害、睡眠・覚醒障害、認知症、便秘、排尿障害、起立性低血圧

▶ 非運動症状の種類や薬以外の対応を考慮した上で薬物治療を試みる

　パーキンソン病（PD）では、多彩な非運動症状を認めます。図に非運動症状が出現する理由を簡単にまとめました。PDでは全身に病理学的変化が出現すること、多様な神経伝達物質が減ってしまうこと、それに **ドパミン** 系薬剤の影響が複雑に絡み合うことが非運動症状の原因と考えられています。非運動症状は、患者さんや家族の生活の質に大きく影響するので、適切な対応が必要です。

　まず、どのような非運動症状があるのかを把握します。MDS-UPDRSのパートIやパートIIを用いると効率良く非運動症状を調査することができます。次に、多くの非運動症状は薬物を用いなくとも良くなる可能性を念頭に対応します。さらに、ドパミン系薬剤が過不足の可能性を考えます。その上で、非運動症状に対する薬物治療を試みます。特定の非運動症状の治療が別の非運動症状を悪化させる可能性もあります。また、漫然とした薬物治療でポリファーマシーになっていないか注意する必要があります。以下、PDの非運動症状に対する治療を整理します。

▶ ドパミン系薬剤による非運動症状の治療
ドパミンは少なすぎても多すぎても非運動症状に影響

　ドパミンの不足は、運動障害以外に、意欲の低下、不安、抑うつ、頻尿、排便障害、痛みなどの原因になります。特に、オフの状態に出現する非運動症状に対しては、適切なドパミンの補充が大切になります。一方、**幻覚**、**妄想**、衝動制御障害などに対してはドパミン系薬剤を減量します。ドパミン系薬剤の適正化は、非運動症状の治療においても大変重要です。

【気分障害に対する治療】

　PDで認める**気分障害**には、うつ、不安、アパシー、アンヘドニア（喜びを感じない）などがあります。気分障害は、ドパミン以外に、**アセチルコリン**、**セロトニン**、**ノルアドレナリン**などの減少も原因となります。まず気分障害の誘因を把握し、是正可能であ

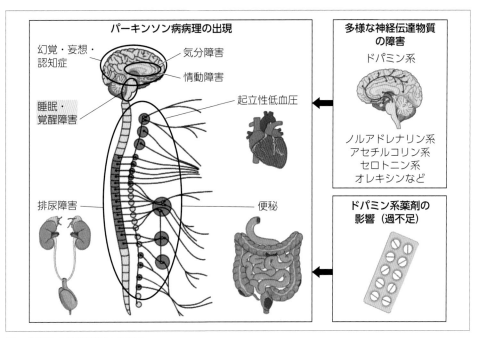

図　非運動症状が出現する理由

れば、その支援を試みます。認知行動療法が有効な場合もあります。ドパミンの不足を疑った場合には、ドパミン系の薬剤を用います。抗うつ薬としては選択的セロトニン再取り込み阻害剤やセロトニン・ノルアドレナリン再取り込み阻害剤が用いられます。これらは、古典的な三環系抗うつ剤に比べて副作用の出現頻度は低いのですが、運動症状や眠気の悪化をきたすことがあります。アパシーにはコリンエステラーゼ阻害剤を用いることもあります。

【情動障害に対する治療】
　情動障害には、衝動制御障害やドパミン調節障害があります。衝動制御障害では、過度のギャンブル、性欲亢進、病的な買い物、過食などの行為を、ドパミン調節障害では、レボドパをはじめとするドパミンを過剰に内服するといった行為を認めます。衝動制御障害では、ドパミンアゴニストをはじめとするドパミン系薬剤の血中濃度の不安定さや過剰投与などが、ドパミン調節障害では、レボドパの過剰内服などが原因となるため、これらの薬剤を変更、減量、中止します。

【睡眠と覚醒に対する治療】
　PDで認める睡眠障害には、日中過眠、突発的睡眠、夜間不眠、レム睡眠行動障害、レストレスレッグス症候群（RLS）などがあります。これらはお互いが増悪因子になっている可能性があります。PDでは概日リズムが崩れやすく、覚醒に必要なドパミン、ノルアドレナリ、アセチルコリン、オレキシンなどの神経伝達物質が減少するという基盤があります。夜間の睡眠が良好にもかかわらず日中過眠や突発的睡眠を認める場合

は、ドパミン系の薬剤の減量を試みます。睡眠障害には、睡眠の質、入眠困難、中途覚醒のいずれの問題であるのかを確認した上で対応します。また、RLS、レム睡眠行動障害、睡眠時無呼吸の有無を確認し、ドパミンアゴニスト、クロナゼパム、CPAP導入などをそれぞれ検討します。夜間頻尿、夜間のオフ症状が原因の場合もあります。

【幻覚に対する治療】

　幻覚は感覚器に刺激がないにもかかわらず知覚を生じる病的体験を指し、幻視、幻聴、幻臭、幻味、幻触があります。PDでは形をとった具体的な幻視が有名です。幻視は、軽度の時には、患者さんの横や後ろなど、近くに人が存在するという鮮明な感覚、人や動物、不定形の物体が周辺視野を通過する感覚、対象を誤って知覚する錯覚を訴えます。幻視は、部屋を明るくする、ジッと見る、触れてみるなどの生活指導で改善する場合があります。これらで改善を認めない場合、レボドパを除く抗PD製剤の減量を試みます。また、アセチルコリンを増やすコリンエステラーゼ阻害剤を投与する場合もあります。

【高度の幻覚や妄想に対する治療】

　上記対応で改善を認めず日常生活に支障をきたしている場合、幻覚であるとの認識がない場合、妄想やパラノイアを認める場合には、抗精神病薬を用いる場合があります。定型抗精神病薬は、ハロペリドールやクロルプロマジンをはじめとする1950年代からある薬剤で、強い鎮静作用を有する反面、ドパミンD_2受容体遮断作用に基づくパーキンソニズムの増悪や、高プロラクチン血症、心血管系の副作用などを有しているため、添付文書上は、PDへの使用は禁忌となっています。一方、非定型抗精神病薬は、定型抗精神病薬で認めるこれらの副作用が軽減されており、臨床的には錐体外路への影響がより少ないクエチアピンを用いることが多いですが、血糖の異常に注意する必要があります。また、日中の眠気の原因になることもあります。

【認知症に対する治療】

　認知症の診断には、発症前に比べて明らかに認知機能が低下したこと、運動機能障害や自律神経機能不全では説明できない認知機能低下による日常生活の障害があることが必要です。認知症を合併した場合には、レボドパを中心とした治療を考慮します。抗コリン剤は中止します。早期から認め得る注意障害や遂行機能障害は、ドパミン製剤の補充で改善する場合もあります。一方、主に進行期に認める記憶の障害、視空間機能障害などは、コリンエステラーゼ阻害剤を試みます。抑肝散やメマンチンが用いられる場合もあります。

▶ 自律神経症状に対する治療
　日常生活指導や薬剤の見直しと合わせて薬物治療を実施

　PDでは、**便秘**、**排尿障害**、**起立性低血圧**、発汗障害などの自律神経不全を認めます。自律神経不全に対しても、日常生活指導、薬剤の見直しなどを行いつつ、必要に応じて症状の改善を期待できる薬剤を用います。

【便秘の治療】

　野菜（食物線維）の摂取、水分摂取、運動を指導します。薬物療法としては、便が硬い場合には、浸透圧で便に水分を引き込む酸化マグネシウム製剤、ポリエチレングリコール製剤、ラクツロースのほか、小腸の水分分泌を増やして便を柔らかくするルビプロストン、リナクロチド、大腸における胆汁酸の再取り込みを阻害して便を柔らかくするエロビキシバットなどが用いられます。消化管の動きを改善する目的では、大建中湯、六君子湯、ガスモチンなどが用いられます。腸管の蠕動を刺激するセンナ製剤が頓服で用いられることもあります。

【排尿障害の治療】

　PDでは過活動性膀胱を主体とした異常を認めます。このため、尿意を我慢する試みや骨盤底筋訓練などが試みられます。また細かな動作ができないために失禁する場合もあるため、着脱が容易な衣服やリハビリパンツを身に付ける、夜間の頻尿対策でポータブルトイレを利用するなどが考えられます。治療薬としては、膀胱容量を増やすβ3受容体刺激薬ミラベグロンやビベグロン、過剰な膀胱収縮を防ぐ膀胱選択性の高いムスカリン（M）3受容体遮断薬であるソリフェナシン、トルテロジン、イミダフェナシン、フェソテロジンなどが用いられます。膀胱選択性が高いM3受容体遮断薬でも、抗コリン作用に基づく認知機能の悪化などに留意する必要があります。

【起立性低血圧の治療】

　起立性低血圧に対しては、循環血液量の増加を目的として、水分・塩分摂取を増やす、弾性ストッキングを用いる、夜間に15度ほど頭部を挙上する、足を組む・蹲踞の姿勢をとるなどの対策があります。また、起立性低血圧の原因となる薬剤があれば中止を試みます。起立性低血圧に対する薬剤としては、ノルアドレナリンの前駆物質であるドロキシドパ、血管収縮作用がある交感神経α1受容体刺激薬ミドドリン、鉱質コルチコイド作用により体内の塩分を増やすフルドロコルチゾンなどが用いられます。いずれも臥位高血圧に留意する必要があり、特にフルドロコルチゾンでは心不全が起こる可能性もあります。

▶ ほかの神経疾患薬物治療などとの相違は？

　PDでは、経過中に多彩な非運動機能異常を種々の程度で認めることが特徴です。重症度も軽症から重症まで幅広く、非運動症状の種類も、まったく認めない場合から数多く認める場合まで多岐に及びます。ドパミン系薬剤の適正化や日常生活指導で改善し得る非運動症状が多く、ドパミン以外にもノルアドレナリン、セロトニン、アセチルコリン、オレキシンなど複数の神経伝達物質が関与することも、ほかの神経疾患とは異なる点といえます。

（渡辺 宏久）

C パーキンソン病診療における薬剤師の役割

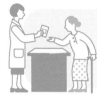

本章のねらい

・パーキンソン病（PD）における薬物治療の特徴について解説します。
・PD診療に関わる上で、薬剤師が注意すべきことや求められていることについて説明します。

キーワード 飲み合わせ、薬剤管理、非運動症状、剤形、服薬アドヒアランス、かかりつけ薬剤師、かかりつけ薬局、薬薬連携

▶ パーキンソン病は進行性の神経変性疾患
年齢や病期、患者の生活ニーズに合わせた薬剤調整が必要

○患者さんの変化や個人差に対応

　パーキンソン病（PD）は進行性の神経変性疾患です。

　PDの治療の基本は薬物療法ですが、現在のところ根本治療はなく、対症療法によって症状の改善を図ります。したがって、病期により、適切な薬剤の種類、量が変化することはもちろん、年齢に応じて起こりやすい副作用や合併症、生活ニーズも異なることから患者さんの背景を考慮して、個々に対応した薬物治療を行う必要があります。このことから、薬剤師は、患者さんのアンメットニーズに則った対応をする必要があります。

○診断当初の薬への不安や進行に伴う服薬への注意

　年齢・病期に関わらず、PDの診断が付いた直後は病気に対しての不安や、薬を服用することへの躊躇を感じることが多い時期です。薬剤師は患者さんの「ことば」に耳を傾け、不安を取り除くような指導をしなくてはなりません。また、PDは運動症状に加え運動合併症や非運動症状も出現します。これに伴い薬の服用回数や薬の種類が増えるため、**飲み合わせ**や患者さんの嚥下状態などに注意が必要です。

○年齢に応じた副作用・安全性・就労環境などへの配慮

　病状のみならず、年齢により気を付けるべき点も異なることにも注意しなければいけません。例えば、高齢の方は幻覚などの副作用が比較的でやすいため、助長するリスクのある治療薬を使用している場合は注意が必要です。また、働きざかりの年齢の方に頻回服用の処方が出ている場合は飲み忘れが発生していないか、運転の有無などの生活状況も確認する必要があります。

　症状や進行の早さ、治療目標は患者さんごとに異なります。もちろん、副作用の発現もさまざまです。PD診療では、患者さん一人ひとりに合わせたテーラーメイド医療が行われていることを理解して服薬指導を行う必要があります。

▶ PD薬物療法を行う上での問題点

　まず挙げられるのは、服薬方法が煩雑化し**薬剤管理**が大変になりやすいという点です。

　これは病期が進行し、ウェアリング・オフ症状が出てくることによってレボドパの服薬が頻回になること、また**非運動症状**の出現により使用する薬の種類が多くなることが背景にあります。

　次に、患者さんが高齢であるため、ご自身での薬の管理が難しいことや、運動症状が原因で錠剤が飲み込みにくい、錠剤をシートから取り出しにくいといったことも問題になります。病歴が長くなってくると、医師の指示とは異なる自己流の服薬方法や、使用してきた薬に対するこだわり、薬をきちんと飲めないために薬が余るといった残薬などが問題になることもあります。

　では、これらの問題点について薬剤師はどのような介入ができるでしょうか。

▶ 薬効だけじゃない！　剤形選択も治療の重要なカギ

○さまざまな薬の形

　PD診療においては患者さん個々に合わせた薬を選択し治療を行っていきますが、薬効の違いだけでなく、**剤形**についても患者さんに合ったものを選択していきます。

　剤形とは、錠剤やカプセル、粉薬、シロップ薬、貼付薬など薬の形のことです。錠剤だけでもさまざまな特徴があり、サイズの大きいものや小さいもの、口の中で溶けるもの、効果がゆっくり長く効くように作られているものなどがあります。また錠剤によっては粉砕して粉状にして服用することも可能です。薬をより良く効かせるため、患者さんのニーズや状態に合った剤形を選択することが重要です。

○使いやすさ、飲みやすさも考慮した剤形選択

　特にPDの進行で嚥下障害が出現した患者さんは、大きな薬を飲み込みにくくなったり、誤嚥を引き起こしたりする危険性が出てきます。また副作用も剤形によって異なることがあります。これらの剤形の中で、貼付薬は薬を飲み込むことなく使用することができ、効果発現は一般的に緩やかですが薬が1日を通して均一に吸収されることで安定した効果を得ることができるといった特徴があります。

　以上を踏まえて、PDの進行で大きな薬を飲み込むことが難しくなった場合、口の中で溶けて飲み込みやすい薬に変更したり、貼付薬を選択したりすることで、誤嚥のリスクを下げつつ薬物治療を続けることができます。

▶ 非運動症状にも目を向ける

○薬剤師の介入が期待される便秘への対応

　PDの非運動症状の中には運動症状の前に現れるものもあり、その中でも発症頻度の高い症状の一つに便秘があります。

　便秘はPDの診断前から現れることがあり、PD治療薬自体や罹患期間の長さがその原因となり得ることから、実際、便秘で困っている患者さんは多いものの、医師は診察時間が限られているため、なかなか便秘まで対応できない場合もあります。そのため、

PD診療において便秘は薬剤師が積極的に介入すべき分野の一つです。

○広がりつつある便秘薬の選択肢

　近年、病院で処方できる便秘薬の種類が増えています。また、薬局やドラッグストアでも一般用医薬品（市販薬）の便秘薬は種類が豊富にあり、それらの中には医療用医薬品にはない成分のものもあります。これらの便秘薬を組み合わせて薬効を高めるなど、治療の選択肢が広がっています。なお酸化マグネシウムとレボドパを同時に服用すると舌が黒くなることがあり、それを防ぐためには時刻をずらして服用するなどの対策が有用です。

　ほかにも便秘だけでなく、不眠や排尿障害など、非運動症状に目を向けることで、薬剤師の役割が発揮できる場面も増えています。

▶ 服薬アドヒアランス向上のためには医療者や患者だけでなく家族や介護者のことを考えた服薬支援が必要

○服薬アドヒアランス向上の具体策

　PDの治療において「医師の指示どおりに薬を飲むこと（**服薬アドヒアランス**）」がとても重要ですが、指示通りに飲めていない患者さんも少なくありません。

　服薬アドヒアランス向上のためにできることとして①服薬回数をなるべく減らす、②介護者が管理しやすい服用方法を考える、③剤形を工夫する、④一包化調剤を活用する、⑤服薬カレンダーなどの利用、などが挙げられます。

○服薬時刻の工夫や家族の負担軽減を考慮

　PD治療においても服薬回数を減らすことが服薬アドヒアランスの向上につながることが報告されており、服薬回数を考慮した処方設計が求められています。

　例えば、PD治療では「7時に服薬」など、薬を飲む時間が指定されることがあります。一方で別の病院から「朝食後」という指示の薬があった場合、患者さんは7時と朝食後の2回に分けて薬を飲まなくてはいけません。しかし、この2つの薬を同時に飲んでも良いという指示があれば、服薬回数を1回減らすことができます。

　また、一包化や服薬カレンダーの活用は、服薬アドヒアランスを向上するためだけでなく、家族や介護者の負担軽減にもつながります。また、貼付薬の貼り替えの時間は入浴時間や介護者が介助できる時間に合わせるなど、患者さんを取り巻く環境やライフスタイルに合った治療の提供が服薬アドヒアランスの向上には重要です。

▶ 薬を減らすという観点からの治療の見直しも重要

○多くの薬の服用に伴う問題

　一般的に、患者さんが高齢になるほどたくさんの薬を服用している傾向がありますが、PD患者さんにおいても例外ではありません。むしろ、PD患者さんは平均より服用する薬が多い傾向にあります。これは加齢に伴って処方された薬に、PDの運動症状のみならず非運動症状に対する薬も加わるためです。

　必要な薬を多く飲むこと自体は悪くありませんが、多くの薬を服用することにより副

作用が出やすくなったり、相互作用、飲み間違いや服薬アドヒアランスの低下による好ましくない症状（有害事象）などを招いたりすることがあるため注意が必要です。

○同効薬や漫然とした処方に常に注意

　患者の症状の訴えにより追加された薬が、症状改善後も漫然と処方され続けることもあります。有害事象を起こさないためにも、薬効が同じ薬や処方理由が分からない薬が漫然と処方されている場合は積極的に中止を提案する必要があります。

　PD診療の中で、使用する薬を減らすことを常に考えながら、治療の見直しを提案することができればより良い治療につながります。

▶ かかりつけ薬剤師・かかりつけ薬局との連携がより良い治療につながる

○複数医療機関からの処方や服薬アドヒアランス把握の課題

　進行期PD患者さんは多彩な症状を呈すため、複数の医療機関を受診していることが多くあります。PD治療薬にはほかの薬との飲み合わせがよくないものもあり、他院・他科からの処方には注意が必要です。もちろん医師はほかの医療機関からの処方について患者から聞き取りを行い、飲み合わせに注意を払っていますが、どうしても見落としてしまうこともあります。また、自宅での薬の管理方法や服薬アドヒアランスについては、診察時間ではなかなか確認できません。

○かかりつけ薬剤師・薬局の情報把握と連携への期待

　かかりつけ薬剤師・かかりつけ薬局は処方薬だけでなく市販薬など、使用している薬の情報をまとめて把握し、薬の重複や飲み合わせのほか、薬が効いているか、副作用がないか継続的に確認したり、残薬の調整など行ったりしています。そのため薬局薬剤師は自宅での薬の管理方法や服薬アドヒアランスを把握していることがあります。

　特に、複数の医療機関にかかっている場合、1つの病院の受診頻度より薬局への来局頻度が高くなるため、薬局のほうが患者の小さな変化に気付きやすいかもしれません。

　現在、トレーシングレポート（服薬情報提供書）を活用し、医師へ情報をフィードバックする仕組みが広まってきています。また、外来受診時だけではなく、在宅医療への対応や入退院時を含め、ほかの医療提供施設との服薬情報の一元的・継続的な情報連携に対応できる地域医療連携薬局も少しずつ増えてきています。

　かかりつけ薬剤師やかかりつけ薬局はPD診療にとって不可欠となってきており、これらの仕組みを活用しながら病院薬剤師と薬局の**薬薬連携**を高めていくことが重要です。

（中鏡 暁子）

参考文献
1) Kalia LV, Lang AE. Lancet. 2015; 386: 896-912.
2) 中馬孝容. 日本臨牀. 2017; 75: 89-94.
3) Grosset D, Antonini A, Canesi M, et al. Movement Disorders. 2009; 24: 826-832.
4) 後藤浩志、池田俊也、武藤正樹. 日本老年薬学会雑誌. 2019; 2: 1-8.
5) 日本老年医学会 編集. 高齢者の安全な薬物療法ガイドライン. メジカルビュー社、東京、2015、pp.11-20.

4 デバイス補助療法

A　レボドパ/カルビドパ配合経腸用液（LCIG）療法とはどのような治療か

本章のねらい

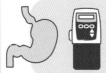

- 進行期パーキンソン病（PD）の薬物治療における持続的ドパミン受容体刺激（CDS）の考え方を説明します。
- LCIG療法の適応・手術法・合併症について解説します。
- LCIG療法の導入後はどのような生活になるか解説します。

キーワード　ウェアリング・オフ、ジスキネジア、運動合併症、持続的ドパミン受容体刺激（CDS）、レボドパ/カルビドパ配合経腸用液（LCIG）療法、デバイス補助療法、NJチューブ、PEG-Jチューブ、末梢神経障害、多職種連携

▶ 運動合併症の治療で重視される持続的ドパミン受容体刺激

　PD発症初期の黒質ドパミン神経がある程度保たれている時期は少量のドパミン補充療法でも比較的良好な治療効果を得られますが、黒質ドパミン神経の変性脱落が進んで脳内にドパミンを貯蔵できなくなる進行期には、レボドパ血中濃度の変化に合わせて線条体のドパミン濃度も大きく変動するため、運動症状の治療は難しくなります。進行期PDでは治療効果の高いレボドパを中心とした治療が行われることが一般的ですが、レボドパには血中半減期が短いという弱点があり、内服の数時間後にレボドパ血中濃度が低下すると線条体のドパミン濃度も低下してしまい**ウェアリング・オフ**と呼ばれる運動症状の悪化を生じます。またレボドパ血中濃度が変動を繰り返すようになると、**ジスキネジア**と呼ばれる不規則な不随意運動を生じやすくなります。ウェアリング・オフやジスキネジアといった**運動合併症**に対する治療では、線条体におけるドパミンの働きを一定の水準に保つ**持続的ドパミン受容体刺激**（continuous dopaminergic stimulation: CDS）を目指して、レボドパの頻回投与やそのほかの薬剤の併用が行われています。

▶ LCIG療法は持続的ドパミン受容体刺激により運動合併症を改善

　進行期PDの治療ではCDSの考え方が重要ですが、実際にはアドヒアランスの問題や薬剤の副作用などの理由で必要十分な薬剤投与を行えない場合も少なくありません。このような場合には脳深部刺激療法や**レボドパ/カルビドパ配合経腸用液（LCIG）療法**といった**デバイス補助療法**を検討することがガイドラインでも推奨されています。

　LCIGとはレボドパとその効果を高めるカルビドパという薬剤を混合したゲル状の薬液（levodopa-carbidopa intestinal gel）のことで、LCIG療法では専用のポンプによって薬液をレボドパの吸収部位である空腸まで直接かつ持続的に送り届けます（図1）。これによりレボドパ血中濃度が安定すると、線条体のドパミン濃度も安定するためウェアリング・オフやジスキネジアといった運動合併症が改善します。現在のところ、LCIG療法は理想的なCDSを実現できる治療法の一つと考えられています。

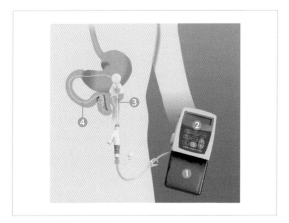

図1　LCIG療法のデバイス
①LCIG薬液カセット、②専用ポンプ、③・④PEG-Jチューブ（胃ろう
チューブと空腸チューブ）
（AbbVie合同会社A-CONNECTより許諾を得て掲載）

▶ LCIG療法にはさまざまな利点がある

　LCIG療法はウェアリング・オフやジスキネジアといった運動合併症に対する治療効果が高いだけでなく、1日に何度も内服を行わなくてもよくなるという利点があります。またLCIG以外の内服薬などを大幅に減量することができるため、もともとの薬物治療で認めていた副作用を軽減できる可能性もあります。さらに経鼻の空腸チューブである**NJチューブ**を用いることで術前にLCIG療法を試せることも大きな特徴で（図2）、効果や安全性を確認した上で手術を行うかどうかを選択することは脳深部刺激療法との大きな違いです。NJチューブの留置法には胃運動法・X線透視法および内視鏡法の3つの手法があり、個々の医療機関における診療体制などによって選択されますが、いずれも比較的安全に実施することが可能です。その他、CDSを実現することで痛みや排尿障害および認知機能障害などさまざまな非運動症状を改善できる可能性も期待されています。

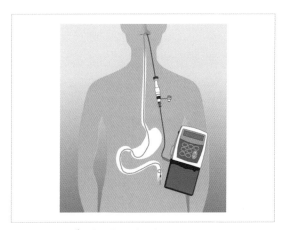

図2　NJチューブによるトライアル
（AbbVie合同会社A-CONNECTより許諾を得て掲載）

▶ LCIG療法で用いられる機器の扱いで注意すること

　LCIG療法を受けるためには、まず内視鏡的に胃ろう造設手術を行い、胃ろうから空腸まで薬液を注入するための**PEG-Jチューブ**を送り込む必要があります。手術後にはLCIGの入った薬液カセットを専用ポンプにセットし、薬液を胃ろう部分から空腸まで直接持続的に届けていくことになります。専用ポンプは病院から貸与され故障がない場合でも1年に1度の交換が必要で、ポンプの電池寿命は約1週間で定期的な交換が必要となっています。ポンプが故障した場合には病院やサポートセンターに連絡して対応する必要がありますが、休日などですぐに修理できない場合や新しいポンプが届くまでに時間がかかるような場合には一時的に内服薬に戻すことがあります。LCIGは薬局に処方せんを出すことで受け取ることができ、冷蔵庫での保存が必要です。PEG-Jチューブの交換時期は特に決まっていませんが、担当の医師の判断で交換することになります。

▶ LCIG療法の対象となるのはどのような患者か

　進行期PDにおいて内服治療のみでは効果不十分な場合には脳深部刺激療法やLCIG療法といったデバイス補助療法を検討することになりますが、現在のところデバイス補助療法を行うべき明確な基準はありません。欧州の専門家に対して行ったアンケート調査では、①1日5回以上のドパミン補充療法を受けている、②1日2時間以上のオフがある、③1日1時間以上の強いジスキネジアを認める、といった場合にデバイス補助療法を検討するとの意見が多かったとされるものの、実際にはここまで悪化する前にデバイス補助療法の可能性を考えていく必要があります。

　LCIG療法の適応基準としては、①PDであること、②レボドパ反応性が保たれていること、③運動合併症が問題になっていること、④何らかの理由で必要十分な内服治療が困難なこと、⑤重度の認知症や精神症状がないこと、⑥胃ろう造設が可能であること、⑦消化器内科との連携がとれていること、⑧介護者の協力が得られることが望ましい、などが挙げられます。LCIG療法は脳深部刺激療法とは異なり認知症があっても導入可能ですが、ポンプ携帯および操作が煩雑なため認知症患者さんでは介護者の協力が特に重要になります。

▶ LCIG療法の術後合併症は薬液によるものとPEG-Jチューブによるものに分かれる

　LCIG療法の術後合併症にはLCIGの薬液自体によって生じる副作用と、PEG-Jチューブに生じる合併症があります。薬液自体によって生じる副作用は基本的には内服治療の場合と同様ですが、内服治療に比べると多量のレボドパ投与が行われることが多く、ビタミンB6・B12欠乏などによる**末梢神経障害**には注意が必要です。

　PEG-Jチューブに関連した合併症には、手術後の傷口の痛みや胃ろう部のただれ、チューブのねじれや詰まりなどがあります。PEG-Jチューブの位置の確認のために定期的な腹部レントゲン検査を行うこともあります。合併症が生じた場合には症状に応じて専門科での治療が必要になる場合があります。

▶ 保管・着脱・持ち運び・洗浄などのLCIG療法の日々の管理

　日々の管理では、冷蔵庫に保管した薬液を使用する1時間前に取り出し常温に戻すことから始まり、その後に薬液の入ったカセットをポンプに装着してPEG-Jチューブにつなぎ、ポンプのスイッチを入れて薬液投与を開始します。最初に効果を立ち上げるために朝の投与として多めの薬液が送り込まれ、その後に持続投与が始まります。持続投与は1日最大16時間まで可能で、日中はポンプをウエストポーチなどに入れて持ち運びながら、通常の生活を送ることになります。途中で運動症状が悪化した場合には追加投与を行うことも可能です。就寝前にはポンプのスイッチを止めてPEG-Jチューブから外し、胃ろう部分のケアやチューブ内の洗浄を毎日行う必要があります。ポンプは防水ではないため、入浴時には一時的にポンプを停止し外す必要があります。電磁波はポンプの動作に影響を与える可能性があり注意が必要です。

▶ LCIG療法の継続には介護者の協力が欠かせない

　LCIG療法で用いる機器のコネクタやキャップなどは小さな部品も多く細かな操作が必要で、また薬液も投与開始前に常温に戻しておく必要があり、ポンプのボタン操作も複雑なため、患者さんのADLや認知機能障害の程度によっては介護者の協力が必要になってきます。一方で介護者の協力が得られれば長期にわたり治療継続できることも多く、施設入所となった場合でもLCIG療法を続けたほうが介護負担が少なくなる場合もあり、患者・家族だけでなく**多職種連携**が重要となります。

（馬場 徹）

参考文献
1) 日本神経学会 監修. パーキンソン病診療ガイドライン2018. 医学書院、東京、2018.
2) 髙橋良輔・研究分担者(神経変性疾患領域における基盤的調査研究班). パーキンソン病の療養の手引き 2016 追補版. 2023年2月.
3) 日本神経治療学会治療指針作成委員会 編集. 標準的神経治療：Parkinson病のdevice aided therapy. 神経治療学. 2018; 35: 642-660.

B 脳深部刺激療法（DBS）

本章のねらい

- パーキンソン病（PD）では、薬物抵抗性の運動合併症に対して脳深部刺激療法（Deep Brain Stimulation：DBS）を導入することがあり、その適応基準や刺激部位について解説します。
- DBSの治療効果発現機序を理解することは、最近の刺激方法の仕組みを理解する上でも重要ですので、その解説も行います。

キーワード 運動合併症、視床下核、淡蒼球内節、視床腹中間核、βオシレーション

▶ 進行期PDでは薬物治療だけではなくDBSも一つの選択肢となる

DBSとは脳の深部の核を電流で持続的に刺激する治療方法で、進行期PDにおける**運動合併症**（ウェアリング・オフやジスキネジア）や薬物治療でコントロールが難しい振戦に対して良い適応となります。具体的には、頭蓋骨に1円玉大程度の小さな穴をあけ、そこから刺激電極（直径1mm強）程度のリードをターゲットとなる構造物まで挿入し留置します。さらに胸部の皮下に電池（Implantable pulse generator：IPG）を埋設し、その間を結線して電流を流し続ける治療方法です（図1）。

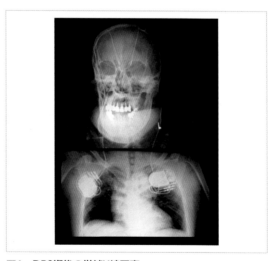

図1　DBS術後の単純X線写真
両側の頭蓋内に電極および両側胸部の皮下にIPGが埋設され、
その間を皮下を通した連結ワイヤーで結線しているのが見える。

▶ 運動合併症のために薬剤の頻回/大量投与が必要となっている症例に適応がある

病気の進行に伴い運動合併症が出現してくると、その対症療法としてレボドパ製剤を1日に何回も服用する必要性が出てきたり、抗パーキンソン病薬の増量が必要となってきたりします。このような薬物治療を行っても運動合併症が問題となる患者さんがDBS

の適応となります。すなわち、オフ症状の改善およびジスキネジアの軽減効果があります。また、薬物での治療が困難な振戦を持っている患者さんも適応となることがあります。年齢制限はありませんが、70歳を超えると、それより若い年齢の患者さんよりさまざまな合併症が起こりやすくなるため避けられることが多く、認知機能の低下、強い精神症状がある場合は一般的に適応となりません。

▶ 刺激部位は視床下核が選択されることが多い

DBSは刺激をする核を選定する必要があります。一般的には、**視床下核**（STN）、**淡蒼球内節**（GPi）、**視床腹中間核**（Vim）が選択され、多くの症例ではSTNが選択されます。その理由として、効果が明らかであること、術後に薬剤の減量が可能であることがあげられます[1]。GPiをターゲットとした場合、術後に薬剤の減量は不可能ですが、ジスキネジアやジストニア等の不随意運動の抑制効果が高いのが特徴です。Vim刺激は薬剤で改善の得られない振戦に対して効果がありますが、その他の症状に対しては効果が期待できません（表1）。

表1 **刺激部位ごとの効果の違い**

	視床下核	淡蒼球内節	視床腹中間核
運動緩慢/固縮の改善効果	◎	○	×
ジスキネジアの抑制効果	○	◎	×
振戦の改善効果	◎	◎	◎
認知機能/精神症状に対する影響	やや多い	少ない	少ない
抗パーキンソン病薬の減量	可能	不可能	不可能

▶ IPGは充電できるものとできないものがある

さまざまな種類のIPGが3つの会社から発売されています。各社ごとに特性が異なり、その代表的なIPGの特徴をまとめたものを示します（図2）。どのIPG（および電極）を選択するかは、患者さんと相談しながら決定します。一般的には、年齢が若ければ充電式のIPGを選択します。充電式のIPGの場合は週に1回程度の充電が必要となり、非充電式のIPGの場合は3〜5年に1回の交換が必要となります。

	Activa SC	Activa PC	Activa RC	Percept PC	Vercise Genus RC	Vercise Genus PC	Abott Infinity
							Copyright Abbott
充電/非充電	非充電	非充電	充電	非充電	充電	非充電	非充電
寸法（mm）	60×55×11	49×65×15	54×54×9	50×68×11	46×52.1×10.7	49.6×72×11.6	50×97×14 50×56×13
MRI対応*	対応	対応	対応	対応	対応	対応	非対応

＊MRI対応のIPGは撮影設定に条件がある

図2 **本邦で使用可能な主なIPG**

▶ 機器を介した感染や出血の可能性は1％未満

　DBSは、頭蓋内に電極を挿入埋設し、胸部皮下に電池を埋設するため、頭蓋内出血、機器を介した感染等の可能性は否定できませんが、その頻度は1％未満と考えられています。また、術後にせん妄やさまざまな精神症状を呈する場合があり、精神科医の介入が必要な場合があります。

▶ 術後の管理は主に電流値の調整、抵抗値および電池残量の確認

　電極の先端にはいくつかの非絶縁部分（コンタクト）があり、その部分から電流を流して刺激を行いますが、適切な部位を刺激できるコンタクトを選択することが重要です（図3）。理想的な刺激部位は、低い電流値でパーキンソニズムが改善し、高い電流値でも副作用が出現しない部位となります。STNやGPiの近接には内包後脚や内側毛帯があり、その部位に電流が及んでしまうと、体が引っ張られる、めまいがする、しびれるなどの不快な症状が出現します。刺激は、電流値（電圧）、1回の刺激電流の持続時間および刺激頻度で規定されます。術後に適切なコンタクトが選択されていれば、その後のフォローアップでは、症状に特段の変化がなければ、上記のパラメータ、抵抗値の確認のみでOKです。刺激効果が弱まった場合は、電流値を上昇させるだけで済むことが多いです。さらに充電式の電池の場合はしっかり充電できているかどうかの確認、非充電式の電池の場合は電池残量の確認を行います。

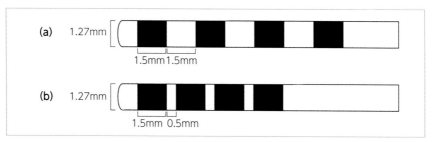

図3　代表的な電極の模式図（Medtronic社 model 3387（a）と3389（b））
黒い部分は非絶縁部（コンタクト）、白い部分は絶縁部となっておりコンタクトの部分から電流を流す。

▶ STN-DBSでは言語流暢性が低下することがある

　DBSの術後（特にSTN）に言語流暢性が低下することがあることが知られていますが、きちんとした術前の適応評価を行えばそれを避けられることも知られています。しかし、運動合併症の治療のために多少のリスクがあってもDBSを選択せざるを得ない症例も存在することは確かなので、患者さんにそのリスクについて術前に十分な説明を行うことが重要です。

▶ MRIは多くのIPGで特別な条件下であれば撮像が可能

　ほとんどのIPGは、特定の設定を行えばMRI撮像は可能です。しかし、DBSに対応していない施設やDBSに精通していない医師のもとで急にMRIの撮像が必要となっても対応できる可能性は低いので、事前の相談が重要です。

▶ 異常な神経細胞活動の抑制が効果発現機序の一つと考えられる

　大脳基底核（線条体、視床下核、淡蒼球、黒質、視床）と大脳皮質は解剖学的に閉鎖ループ構造をとっており、PDの病態下では、脳内のドパミン欠乏によって、このループ内にある神経細胞がさまざまな異常活動を呈します。特に近年注目されているのは、ドパミンが枯渇すると観察される異常な局所のフィールド電位（脳波のようなもの）で、*βオシレーション*と呼ばれ、レボドパの投与で消失します。このβオシレーションの強度とパーキンソン症状の特に動作緩慢、固縮と相関があるとされており、DBSは、その電極挿入部位で高頻度の刺激電流を流すことによってこの異常な活動を消失させ、症状の改善が得られていると考えられています。最新の刺激装置は、電極留置部位から常に局所フィールド電位をモニターすることが可能となっており、βオシレーションが強く発現している時には刺激電流を強め、弱い時には自動的に弱めることが可能となっています[2]（図4）。しかしそのような刺激方法が、患者さんにどのようなメリットをもたらすのかはこれからの研究課題となっています。

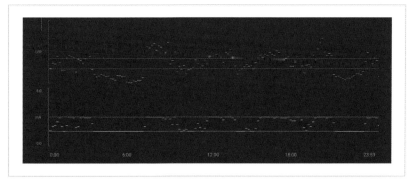

図4　異常なβオシレーションの強度と刺激の変動
上段のグラフ（黄色）がβオシレーションの強度をプロットしたもの。下段のグラフ（ピンク）は刺激強度をプロットしたもの。βオシレーションの強度が上がるとともに刺激も強まり、βオシレーションの強度が弱まると刺激も弱まることが分かる。縦軸はそれぞれの強度、横軸は時間軸となっている。

▶ 振戦やジストニアもDBSの適応となる

　現在、本邦で保険適応となっている他疾患は、ジストニアおよび振戦です。ジストニアに対するDBSは淡蒼球内節をターゲットとし、刺激の強度（電流の強さ）はPD治療の際より強くなることが多いですが、刺激の管理方法に関してはPDと大きな違いはありません。振戦では視床の腹中間核やposterior subthalamic areaをターゲットとすることが多いです。

（下 泰司、中島 明日香、花房 藍）

参考文献
1) Xu F, Ma W, Huang Y, et al. Neuropsychiatr Dis Treat. 2016; 12: 1435-1444.
2) Nakajima A, Shimo Y, Fuse A, et al. Front Hum Neurosci. 2021; 15: 702961.

C　レボドパ持続皮下注射

本章のねらい

・進行とともに避けられない運動症状や非運動症状の変動に対して、持続的なレボドパ投与による血中濃度安定が重要視されています。
・これまでは経腸的な持続投与が行われていますが、侵襲性に課題がありました。
・新しく承認された、持続皮下注射療法がどのような患者さんに適しており、どのような効果が期待できるのか解説します。

キーワード　運動合併症、レボドパ血中濃度、レボドパ持続皮下注射

▶ レボドパ持続皮下注射療法はどのような治療で、その目的や有用性は何ですか？

　パーキンソン病（PD）の治療の中核を担うのがレボドパであることは周知のとおりです。ただ、PDが進行すると徐々に経口内服したレボドパの効果が一定にならず変動してしまうことで**運動合併症**が出現します。**レボドパ血中濃度**が高い時にはジスキネジアが出現し、低下するとウェアリング・オフが出現します。そのため、進行期のPD患者さんの治療においては、レボドパ血中濃度の安定化が求められます。これまで本邦では、レボドパ製剤をゲル状にして、持続的に胃ろうを介して小腸から投与するデバイス療法（レボドパ/カルビドパ配合経腸用液療法 LCIG：levodopa-carbidopa intestinal gel）が使用可能で、日中を通して安定したレボドパのデリバリーを可能にしてきました。およそ1,000人の患者さんにこれまで使用された実績があります（2023年4月現在）。患者さんのQOL向上に寄与してきましたが、課題として胃ろうを増設する手術が必要であること、胃ろうのメンテナンスをする必要があることなどから導入に躊躇される患者さんもおられました。また使用が日中の16時間に限られていたため、夜間症状へは対応できないことが課題でした。

　そこで、より簡便に侵襲的な手術を伴わずに24時間持続的なレボドパの投与を実現するために、皮下から持続注入する薬剤が開発されました（**レボドパ持続皮下注射**）。持続皮下注射自体は、糖尿病患者さんの持続的なインスリン注入などで実績があり、レボドパ製剤の投与経路として長年期待されてきましたが、なかなか実現しませんでした。今回、ホスレボドパ/ホスカルビドパ配合製剤（ホスレボドパ製剤）という新しい薬剤が上述の課題を克服し、世界のほかの国々と共同国際治験を経て、2022年12月に日本においてもPDの治療薬「ヴィアレブ」として承認されました。

　海外で行われた第Ⅰ相試験（M15-738試験）においては、投与速度を変えて72時間にわたり連続で皮下注射を行ったところ投与量依存的なレボドパ血中濃度の上昇がみられ、安定したレボドパのデリバリーが示されました（図1）[1]。

▶ どのようなデバイス（機器）が用いられるのですか？

　ホスレボドパ製剤が入ったポンプ（手のひらサイズ程度）を用いて皮下に留置したカニューレから24時間持続的に設定された量のホスレボドパ製剤を注入するとともに、自身によるボタン操作で追加投与が可能な方法です（図2）。皮下へしっかりと投与することが重要です。カニューレ（灰色で描かれているチューブ）を真皮を超えて皮下組織まで到達させます。

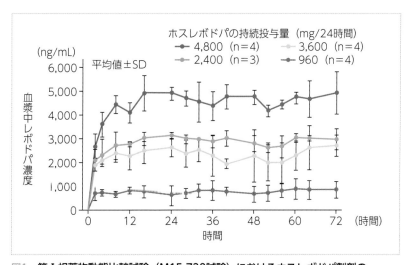

図1　第Ⅰ相薬物動態比較試験（M15-738試験）におけるホスレボドパ製剤の
腹部への72時間持続皮下注による血液中レボドパ濃度の推移
（文献1より引用，Abbvie社より提供を受け許可を得て掲載）

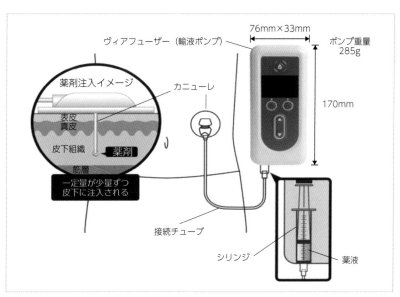

図2　ホスレボドパ製剤のデバイスのイメージ図
（Abbvie社より提供を受け、許可を得て掲載）

▶ どのような患者さんに適していて、どのように適応を判断しますか？

　本薬剤の適応は、レボドパ含有製剤を含む既存の薬物療法で十分な効果が得られない PDの症状の日内変動（ウェアリング・オフ現象）の改善、となっています。したがって、薬物療法で調整が困難なウェアリング・オフが対象ということになります。それ以上のことは新しい薬剤であるため、明確な決まりはありません。経腸的にレボドパを投与するレボドパ/カルビドパ配合経腸用液療法（LCIG）や手術を行う脳深部刺激療法（DBS）では、内服での薬剤調整が困難になり、一日の内服回数が増えてきた時、それでも一日のオフ時間やつらいジスキネジア症状が続く時に適応になると考えられています。本剤が、従来のデバイス治療に比べると低侵襲であることを考えると、オフ症状やジスキネジアといった運動合併症が出現し始めてくる時期、つまり「進行期の中の早い時期以降」が良い対象になるのではないかと考えています。一つの目安として、「5−2−1」の基準が知られています[2]（図3）。

▶ どのように注射しますか？どこから注射しますか？

　注射は図2のように皮下へのカニューレ留置は、専用の器具を使い3日に一度、患者さん自身、またはケアギバーの方により自己注射します。患者さんには医療機関でしっかりと自己注射の講習を受けてもらい、清潔に皮下まで注射をする方法を学ぶことがこの治療の継続にとても大事です。自己注射の方法に不安のある患者さんは、最初は入院で指導を受けられる医療機関を受診してもらうとよいでしょう。

　また注射は、腹部を基本にしています。同じ場所に打たず、毎回場所をローテーションさせて投与します（図4）。主治医が許可をした場合は、腕や足から投与することも可能です。

▶ ポンプはどのような設定で使うのでしょうか？

　投与の方法は、一定の速度で投与される「持続投与」と、オフの時にレスキューで使う「追加投与」、さらに一番初めに身体に薬が行き届くようにする「負荷投与」があり

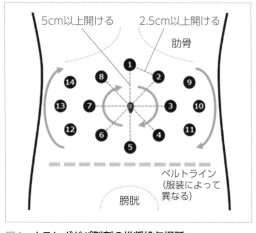

ホスレボドパ製剤導入を考慮する目安は
5−2−1
5：レボドパ製剤内服5回以上
or
2：2時間以上のオフ時間
or
1：1時間以上のトラブルサムジスキネジア

図3　ホスレボドパ製剤の適応判断の目安
　　　　（文献2より抜粋引用、筆者作図）

図4　ホスレボドパ製剤の推奨投与場所
　　　（Abbvie社より提供を受け、許可を得て掲載）

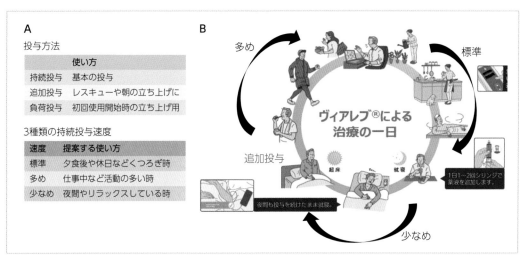

図5　ホスレボパ製剤のデバイス設定と使い方　　　　　　　　　　（Abbvie社より提供を受け、許可を得て掲載）

ます（図5A）。さらに投与速度は主治医により3つの設定をすることができ、日中と夜間などで使い分けます（図5B）。

▶ 投与に当たっての注意事項は何ですか？

　まず、頻度の比較的高い副作用として、本剤投与中に注入部位感染、注入部位反応が発現する可能性があげられます。本剤は、レボドパが高濃度で含まれており、濃度が濃いため漏れるとネバネバしてコネクターと皮膚の間で固まってしまいます。そのような場所から発赤や感染を起こす原因になるため、適切に取り扱ってもらう必要があります。このようなリスクを軽減するために、以下の点に注意します（適正使用ガイドより引用）。

・臍から半径5cmの部位を避け、基本的に腹部に皮下投与してください（図4）。

・本剤を調製及び投与する際は、輸液セット、シリンジ、バイアルアダプタは単回使用とし、清潔操作（投与部位の消毒等）を行ってください。リスク低減のため、投与部位を変えながら、少なくとも3日ごとに新しい輸液セットを使用してください。新たな投与部位は、過去12日間に使用した投与部位から2.5cm以上離してください。

・本剤は、皮膚に異常（圧痛、あざ、発赤、硬結等）がある部位には投与しないでください。

　先ほども述べましたが、処方される医療機関の医師・看護師からしっかりと自己注射の講習を受けることが重要です。

（池中 建介）

参考文献
1) Antonini A, Stoessl AJ, Kleinman LS, et al. Curr Med Res Opin. 2018; 34: 2063-2073.
2) Rosebraugh M, Liu W, Neenan M, et al. J Parkinsons Dis. 2021; 11: 1695-1702.

5 リハビリテーション

A　パーキンソン病における
　　リハビリテーションの重要性

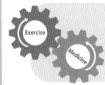

本章のねらい

・パーキンソン病（PD）におけるリハビリテーション（リハビリ）の目的、意義、有効性について概説し、リハビリ・運動がPDの進行を抑制する機序について説明します。
・軽症および中等症PDでのリハビリの有効性を示すエビデンスを紹介します。
・重症、進行期PDでのリハビリの必要性について説明します。

キーワード　機能改善、疾患進行予防、運動、多種目集中リハビリテーション、負荷運動、QOL

1) リハビリの目的は運動・非運動症状の改善と疾患進行の抑制

　　一般的にリハビリは、疾病や外傷により生じた状態から、身体機能・日常生活能力の改善と家庭や地域への参加を向上させるすべてのアプローチとされています。一方、PDは進行性神経変性疾患であることから、リハビリの目的には現在生じている機能障害や能力低下の改善とともに、疾患進行による新たな機能障害や能力低下の出現を抑制することも含まれる必要があります。すなわち、**機能改善**と**疾患進行予防**のコンセプトです。リハビリはPDの運動症状、非運動症状の両者に有効であり、その機序から疾患進行抑制への効果も期待されます。一方、起立性低血圧、排尿障害などの自律神経症状をリハビリで改善できるとするエビデンスは現時点では得られていません。

2) 病期／障害度／障害内容の考慮

▶ 運動を含む理学療法にも有用なHoehn & Yahr重症度分類とUPDRS

　　PDは運動機能障害の程度を種々の尺度により分類しています。最も簡便で普及している尺度はHoehn & Yahr（H&Y）重症度分類です。これは、PD症状が片側性か両側性かでH&YⅠ度とⅡ度を分類し、バランス障害があるとH&YⅢ度、歩行困難が生じるとⅣ度、歩行が介助になるとⅤ度と、バランスと歩行能力により分類されます。
　　この分類はリハビリ、とりわけ**運動**を含む理学療法を進める上で非常に有用です。すなわち、H&YⅠ度とⅡ度ではバランス障害がないため、ダイナミックで負荷量の高い運動が比較的安全に実施できます。H&YⅢ度、Ⅳ度ではバランス障害による転倒などに配慮してリハビリを行う必要があるとともに、リハビリ項目にバランストレーニングを加えることになります。H&YⅤ度になると一人での運動は困難となり、他動的運動や介助者とのペアでのリハビリメニューとなります。より詳細な運動機能の評価として、Parkinson's Disease and Movement Disorder Society（MDS）によるUnified Parkinson's Disease Ratig Scale（UPDRS）のpart Ⅲが用いられ、リハビリ前後での比較評価が可能です。

▶ 認知機能／睡眠／気分障害などの非運動症状に用いられる尺度

　認知機能障害、睡眠障害、気分障害など非運動症状には、それぞれの重症度尺度、例えば、認知機能障害であればmini-mental state examination日本語版（MMSE-J）、Montreal cognitive assessment日本語版（MoCA-J）などが評価に用いられます。PDで障害されやすい認知機能として視覚認知機能、遂行機能および前頭葉機能が指摘されており、より詳細な認知機能検査が実施されます。睡眠障害にはPD sleep scale（PDSS）やEpworth sleep scale（ESS）、気分障害にはHamilton depression rating scale（HAM-D、あるいはHDRS）やBeck anxiety inventory（BAI）などが用いられます。これらの非運動症状は、しばしば運動症状に先行することや、運動症状とは別に重症化することも多いので、運動症状とは別に重症度を把握し、リハビリ介入のアウトカムとすることも重要です。自律神経症状はScale for Outcome in Parkinson's Disease-autonomic（SCOPA-AUT）などで評価されますが、リハビリ介入による効果を示すエビデンスはありません。起立性低血圧（OH）は運動による体温上昇、血管拡張などで症状が悪化することがあり、自主トレ時の転倒のリスクにもなるため、OHの有無を把握することは安全の観点から重要です。

　発声・発語の機能障害については定型的なものがなく、声の大きさは録音では評価できません。構音障害の評価としては、言語聴覚士による聴覚的評価、発話明瞭度検査が実施されています。嚥下障害の評価は、肺炎発症リスクの観点や栄養の観点からも重要です。本邦では、摂食嚥下障害のgradeとlevelが評価として記載されています。嚥下機能について、video fluorography（VF）やvideo endoscope（VE）によって状況が可視化、記録されます。

3) 運動による黒質線条体ドパミン神経への保護効果

　リハビリによるPDへの効果は、症状悪化の抑制と機能の改善の2点に整理されます。症状悪化の抑制はすなわち、黒質線条体ドパミン神経の保護効果ということができます。

　6-OHDAやMPTP投与による急性薬物性PDモデル動物において運動により黒質線条体ドパミン神経の脱落が抑制され、線条体でのミトコンドリア生存も改善することが示されています。またスウェーデンでの疫学研究により、特に男性において、家庭や地域での運動時間が6時間以上の群では、2時間未満の群に対してPDの発症ハザード比が0.5となることが示されています。このことから一定以上の運動には、黒質線条体ドパミン神経の加齢性変性脱落に対する保護的機能があると推察されます。

4) 軽症および中等症PDでのリハビリの有効性

▶ 多種目集中リハビリ（MIRT）は運動症状のみならず非運動症にも有効

　軽症および中等症（H&Y Ⅱ-Ⅲ度）のPDの患者に、1日4時間の**多種目集中リハビリテーション**（multidisciplinary intensive rehabilitation treatment：MIRT）を実施し

た群と非実施群とを比較した結果（**表・左**）によると、MIRT終了直後のUPDRS合計点はMIRT開始前に比較して約12ポイントと大きな改善がみられています。バランス、歩行、動作障害のスケールでも改善がみられています。MIRT終了後3ヵ月の時点でPDQ-39は、総合点での改善があり、非運動症状の情緒安定性、認知、身体不快感で、非運動症状でも改善がみられています（**表・右**）。

表　1ヵ月の多種目集中リハビリ（MIRT）による効果

UPDRS and other Motor Scalres（MIRT直後の評価）

評価スケール	MIRT前	MIRT後	スコア変化	p値
Total UPDRS	39.6±10.1	27.2±9.3	−12.4±4.1	<0.0001
BBS	46.8±8.7	52.5±6.3	5.7±4.4	<0.0001
TUG	13.3±9.8	10.4±8.7	−2.9±8.2	<0.0001
PDDS	75.7±12.6	58.6±12.1	−17.1±8.1	<0.0001

BBS：Berg Balance Scale, MIRT：motor-cognitive and intensive rehabillitation treatment, PDDS：Parkinson's Disease Disability Scale, TUG：Timed Up and Go Test, UPDRS：Unified Parkinson's Rating Scale

PDQ-39（MIRT終了後3ヵ月時点の評価）

評価項目	MIRT後3ヵ月	スコア変化	p値
PDQ-39 index score	38.8±20.9	−4.8±17.5	<0.0001
Mobility	13.3±10.0	−0.2±7.4	0.48
ADL	6.0±5.2	−0.7±4.3	0.012
Emotional well-being	5.7±4.4	−1.3±3.9	<0.0001
Stigma	4.6±2.2	0.1±2.7	0.21
Social support	1.5±1.9	−0.5±2.3	0.44
Cognition	2.9±2.6	−0.9±2.5	<0.0001
Communication	1.6±1.9	−0.6±2.1	0.0020
Bodily discomfort	3.2±2.7	−0.5±2.5	0.0093

ADL：activities of daily living, PDQ-39：Parkinson's Disease Questionnaire-39

左：UPDRS総点はMIRT前に比べてMIRT後で12ポイント以上改善していた。BBS、TUG、PDDSも有意な改善がみられた。
右：4ヵ月（MIRT終了後3ヵ月）時点でのPDQ-39 index scoreは有意に改善し、下位項目であるEmotiona well-being、Congnition、Communication、Body discomfortでp<0.05以下の有意改善がみられた。

（文献2より引用）

▶ リハビリによる病態進行抑制の可能性

初期PD患者に1年1回、1ヵ月間のリハビリ（MIRT）を、11ヵ月間を置いて2回実施することで、運動機能を維持するためのレボドパ換算薬剤量（LEDD）の2年間の増加が抑制されていました。

標準的リハビリに、徐々に負荷を増強する筋力トレーニング（PRE）を加えることで、2年後にPD運動症状（UPDRS Ⅲ）が改善し、LEDD増加が抑制されました（**図**）。

服薬量増加の抑制は、リハビリ、特に**負荷運動**により病態進行が抑制されている可能性を示しています。

5）重症および進行期PDでのリハビリの必要性

病状が進行して運動機能が低下すると、筋力、関節可動域（range of movement：ROM）、心肺能力などが低下して、全身の運動機能が低下します。出現した機能低下に対応した、筋力向上訓練、ROM訓練、耐久力向上が必要となります。

重症あるいは進行期PDではしばしば認知機能障害も合併しパーキンソン病認知症（PDD）の状態に至ることが多いとされています。PD患者の尊厳と**QOL**を維持するために、可能なかぎりADLを維持できるようリハビリを継続します。

PDでは運動症状の重症度に関わらず、嚥下障害が出現することが知られていますが、

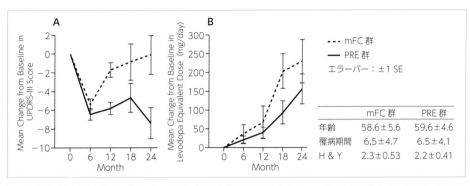

図　標準的リハビリ群（mFC）とmFCに負荷を増強する筋力トレーニングを加えた群（PRE）の比較
A：UPDRS Ⅲは最初の6ヵ月は同様の改善がみられているが、その後、mFC群ではUPDRS Ⅲが再度上昇している。一方、
　　PRE群では6ヵ月間もUPDRS Ⅲの改善が継続していた。
B：レボドパ換算量（LEDD）の増加は、観察期間中、PRE群でmFC群よりも抑制されていた。

（文献4より引用）

運動機能が低下して臥床傾向が強くなると、胸郭運動の低下、呼吸筋力低下により誤嚥性肺炎を生じやすくなります。誤嚥性肺炎はPD患者の死亡原因の最上位を占め、PD患者の予後を改善するためには嚥下リハビリによる誤嚥の防止や呼吸リハビリによる喀痰排出能力向上などが求められます。

6）まとめ

　PDに対するリハビリ、特に多種目集中リハビリは、運動症状・非運動症状の改善に有効です。軽症あるいは早期PD患者に運動やリハビリを実施することで、PD進行を抑制することが期待できます。重症、進行期であっても身体機能やADLを維持し、誤嚥性肺炎を予防するなどリハビリの役割は大きいといえます。

（市川 忠）

参考文献
1) Goetz CG, Poewe W, Rascol O, et al. Mov Disord. 2004; 19: 1020-1028.
2) Ferrazzoli D, Ortelli P, Zivi I, et al. J Neurol Neurosurg Psychiatry. 2018; 89: 828-835.
3) Frazzitta G, Maestri R, Bertotti G, et al. Neurorehabil Neural Repair. 2015; 29: 123-131.
4) Corcos DE, Robichaud JA, David FJ, et al. Mov Discord. 2013; 28: 1230-1240.

B　理学療法

本章のねらい

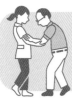

・リハビリテーションの中でも、柔軟性や筋力、起居移動動作を担う理学療法の概要を説明します。
・身体機能障害の特徴と対応策について解説します。
・起居移動動作の場面における症状や現象の特徴と対応策について提示します。

キーワード 起居動作、関節拘縮、転倒、外的合図（Cue）、姿勢異常、二重課題、すくみ足

▶ 運動障害の改善と機能維持の効果を高める理学療法

　慢性進行性の変性疾患であるパーキンソン病（PD）の運動症状および非運動症状は、リハビリテーションのみで改善することは困難です。しかし、PDの運動療法による生命予後改善の可能性を示唆する論文が出されており、薬物療法や手術療法にリハビリテーションを併用することで治療効果を高めることが期待できます。またリハビリテーションはADLに障害が出てから初めて導入すべきものではなく、早期から進行期まであらゆる段階で必須です。

　PDの4大症状のうち、動作が小さくなったり緩慢となったりする「無動」、体幹前傾などの「姿勢異常」、寝返り・起き上がり・歩行といった起居移動動作を困難とさせるばかりではなく転倒危険性を高める要因となる「姿勢保持障害」が理学療法における大きな問題点です。早期から、重症度別の理学療法を行うことによって、柔軟性や筋力といった身体機能、バランス能力、**起居動作**や歩行能力（速度向上と歩幅の増大）、日常生活動作（ADL）の維持・改善、そして転倒危険性の軽減が期待できます。

▶ 重症度や障害内容を把握するための理学療法評価

　重症度や障害内容を評価することは、経過の把握、介入効果の判定、その時点の問題点抽出に重要となります。重症度はHoehn & Yahr（H&Y）重症度分類や修正版H&Y重症度分類が用いられます。病態を総合的に評価する指標にはUPDRSや修正版のMDS-UPDRSが用いられ、その中でも理学療法に関わる部分がPart Ⅲです。身体機能評価の指標には、関節可動域測定（ROMT）、筋力測定（徒手筋力検査：MMT、握力など）、身体組成（BMI、四肢周径など）、疼痛検査（VASなど）、バランス検査（バランス反応検査、立位でできるだけ前方に手を伸ばした時の長さのFRT）、姿勢異常の観察、10ｍ歩行測定による所要時間と歩数（至適速度と最大速度）、イスから立ち上がり歩いて3ｍ先で方向転換して戻って着座する時間を計測するTUG、日常生活動作能力の指標であるBIやFIMが用いられます。症状には日内変動もみられますので、オン時とオフ時、あるいは直近2週間の平均的な調子の時に行うことで有益な情報になります。

▶ 理学療法の基本は早期から複数の運動や練習を組み合わせること

　無動や筋強剛、姿勢保持障害によって柔軟性低下や**関節拘縮**、筋力・持久力低下、動作障害、**転倒**危険性増加、呼吸障害などが生じます。いったん、生じると改善は難しく、運動症状の出現前から早期に理学療法を開始することで、進行防止や機能維持の可能性が高くなります。症状や障害の個人差、左右差、日内変動もあり、いろいろな運動や練習を組み合わせて実施されています。

　具体的な種目にはリラクセーションやストレッチング、体操療法（パーキンソン病体操、LSVT BIG®、太極拳など）、関節可動域練習、筋力増強運動、姿勢を修正したり外乱に対応したりするバランス・姿勢制御練習、体力維持のための有酸素運動、立ち上がりや歩行といった基本動作練習、動作障害を回避する認知運動戦略、腹式呼吸や胸郭可動性の拡大などの呼吸療法があります。比較的活動しやすい時間帯で、安心・安全に、効果的に行うことが望ましいとされ、リラックスしながら運動を大きく行うことを意識し、開始前の姿勢を確認・修正して、複数同時の運動や動作は避けて（片側のみ、動作を分けて）、聴覚や視覚的**外的合図（Cue）**を取り入れると効果的です。

▶ 時期・重症度に応じた目標設定と対応が重要

　運動症状だけではなく非運動症状の有無、症状や障害の左右差、日内変動も個人差があります。また、発症からの時期や服薬調整によっても症状や障害が変動します。そこで、時期・重症度に応じた目標設定と対応が重要となります。

表　**時期・重症度に応じた理学療法の目標と対応**

初期 H&Y Ⅰ, Ⅱ度	目標	仕事や余暇など活動的生活、身体能力の維持
	対応	立位バランス練習、ストレッチ、関節可動域、筋力、有酸素運動
中期 H&Y Ⅲ, Ⅳ度	目標	転倒予防、可能な動作の継続、起居移動動作能力の低下防止
	対応	座位や四つ這いバランス練習、基本動作練習、呼吸療法、住宅改修
後期 H&Y Ⅴ度	目標	生命維持、関節拘縮予防、褥瘡予防、離床時間の確保
	対応	他動的関節可動域、福祉用具による環境調整とサービス活用

▶ 身体機能の低下を軽減するための理学療法

　関節拘縮は、筋強剛や無動の影響で生じやすく、体幹伸展・回旋、股関節伸展・外転、膝関節伸展、足関節背屈の関節可動域練習が重要です。ゆっくりと大きく運動することを意識します。体幹を真っすぐにするため、体幹伸展筋の強化だけでなく、背臥位や腹臥位の時間確保も効果的です。

　筋力低下は、速い関節運動の反復において出力低下の傾向があります。中期以降は単関節運動よりも動作による筋力低下の改善や維持を図ります。

　呼吸機能では、筋強剛や**姿勢異常**の影響で拘束性呼吸障害が多くみられます。また、肺炎はPDの死亡原因の2～4割といわれています。そのため、早期から、棒体操などで胸郭を拡張させる運動や姿勢矯正などが行われます。後期では呼吸筋のリラクセーションや体位排痰法などの呼吸理学療法が行われます。

　姿勢異常は、前傾（Camptocormia）や側屈姿勢（Pisa徴候）などがみられます。そのため、外乱に対する姿勢保持が困難となり、歩行の安定性が低下します。理学療法ではリラクセーション、姿勢鏡などを利用した姿勢の修正、体幹伸展筋の強化、補高やバックパックを背負う、前腕支持型の歩行器の導入などが行われます。

▶ 困難となりやすい起居動作への対応策

　四肢・体幹の分節的な動きが低下して寝返りや起き上がり動作に支障をきたします。寝返り動作では、膝を立てて横に倒したり床を蹴ったり、ベッド柵を把持して寝返ります。起き上がり動作は、四肢を使って横向きになる、上肢で反動を付ける、足をベッドの縁に引っ掛ける、頭部・肩甲帯と上肢・体幹の順での動きを意識するなどの対応があります。掛布団が邪魔になって動作ができないこともあり、焦らずに手先や足先を布団から出すところから開始、電動ベッドであればギャッジアップを行うなどの対応があります。立ち上がり動作では重心移動が不十分となるため、手を突く、反動を付ける、動作開始前に骨盤後傾を修正する、膝よりも手前に両足を引く、体幹前傾と下腿の前傾を意識する、重心移動が前方から上方へ切り替わる際に介助するといった対応をします。起き上がりも立ち上がりも、マットは柔らか過ぎないほうが行いやすいです。階段昇降は、段差が視覚的Cueとなるために比較的容易に遂行できます。

▶ 歩行は遅くなるだけではなく、すくみ足も影響

　歩行の特徴には、前傾姿勢、歩幅と歩隔が狭い、遊脚期の足クリアランス低下、腕振り減少、歩行リズムの乱れがあります。歩行動作と同時に注意を必要とする**二重課題**では、速度や歩幅の低下、左右非対称性の増加がみられます。そのため、歩行動作をイメージして、物を手に持ったり、会話したりせずに目標まで歩くことに集中します。二重課題を回避することは、日常生活でも同様であり、水を適量入れたコップは持たずに置いて、立位ではなく座位で、ブラッシングは交互でなく一方方向を意識するなどの工夫が効果的です。**すくみ足**、小刻み、突進現象、方向転換困難も影響します。すくみ足は歩行開始時や方向転換、狭い場所、目標物が近づくと発生しやすく、焦りや不安で悪化し、オフ時だけでなくオン時でも生じます。これらは転倒恐怖感や転倒危険性を高める要因になります。

　歩行障害への対応は、歩行開始前に姿勢修正（体幹伸展）、支持脚と振り出し脚を意識、リズミカルに左右への重心移動、一歩を出す位置を決める、動作のイメージと集中が大切です。聴覚・視覚・体性感覚的Cueを利用することでリズムや歩幅を維持し、すくみ足や小刻み歩行が生じないように対応します。聴覚的Cueは、通常の歩行リズム±10%程度のリズム音を聞かせ、視覚的Cueでは下肢長の60〜80%間隔で梯子状にテープを貼り付け（図-a）ます。方向転換ではワイドターン（図-b）やクロックターン（図-c）などの戦略を用います。

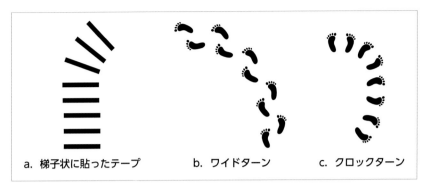

a. 梯子状に貼ったテープ　　b. ワイドターン　　c. クロックターン

図　歩行障害への対応例

▶ 転倒の特徴とバランス練習

　前方または後方にバランスを崩すと容易に突進してしまう突進現象や加速歩行がみられ、棒や彫像のように一塊となって転倒に結び付くことが多いです。オフ時よりもオン時のほうが立位バランス能力は高いですが、活動しやすい時間帯であるオン時にも転倒は多くなります。居間・廊下・台所で転倒が多く、平均3〜5回/年の転倒回数といわれています。転倒防止のためのバランス練習は、安定した立位が可能なH&Y Ⅰ度やⅡ度ではバランスマット上での閉眼立位保持、姿勢を保持しながら頭位を変える、上肢を挙上するなどの練習が行われます。立位が不安定であれば、手すりを把持して立位保持、膝立ち位や四つ這い位でのバランス練習が行われます。

▶ 器具・環境整備も在宅生活では重要

　歩行補助具に視覚的Cueを利用した杖があります。杖の足元にバーが付属する"パーキンソンステッキ"や赤いレーザー光線が出る"始めの一歩"などの製品があります。安定性を高めるために固定型・交互型歩行器、前輪・四輪歩行器なども平坦な室内で用いられます。住宅改修では、イスやトイレの便座からの立ち上がり補助のために縦手すり、廊下やトイレ、浴室などの立位・体幹の安定性のために横手すり、玄関の上がり框や敷居の段差の解消のためにスロープ設置、手すりの設置が行われます。手すりは、握りやすい形状と太さを選ぶことも大切です。

▶ ほかの疾患と異なり、患者と家族の協力、チームアプローチが重要

　慢性の進行性である一方で、在宅復帰・療養率が高い疾患という特徴があります。早期や中期までは活動性や自立度も比較的保たれていますが、症状も個人差があり、日内変動もあることがほかの疾患と異なります。そのため、本人の疾患への理解度と療養生活に対する意志、家族の協力、在宅生活における自主トレーニングの実施と継続、活動範囲や活動量を維持するための環境が重要となります。住み慣れた地域の資源も十分に活用した包括的なリハビリテーションをチームで提供することが求められます。

（中江 秀幸）

C　作業療法

本章のねらい

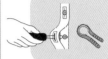

・作業療法の「作業」がどのようなことを指すのか解説します。
・作業療法士がどのような視点で患者をとらえて、支援を行っているか説明します。
・重症度別の作業療法における目的の違いを解説します。

キーワード　作業、作業遂行、QOL、ADL、IADL、環境整備、福祉用具

▶「作業」とは対象となる人にとって目的や価値を持つ生活行為

　パーキンソン病（PD）のリハビリテーションというと理学療法（起立・歩行練習など）に目がいきがちですが、食事や着替え、携帯電話の操作といった生活動作やそれに関わる手指の機能なども患者さんのQOLに大きく影響します。そのため、理学療法と併せて作業療法の介入がとても重要となります。

　作業療法の「**作業**」とは、人の日常生活に関わるすべての諸活動のことであり、対象者にとって目的や価値、意味を持つ生活行為を指します。できるようになりたいこと、できる必要があること、できることが期待されていることなど、人によって意味や価値が異なる作業を通して、「その人らしい」生活の獲得を支援することが作業療法の目的です。

▶作業療法では対象者を「人・環境・作業」の側面からとらえる

　作業療法を実践する上で、代表的な枠組みとして「人・環境・作業モデル（The Person-Environment-Occupation Model：PEOモデル）」や「作業療法実践の枠組み第4版（Occupational Therapy Practice Framework 4：OTPF-4）」があります。PEOモデルでは、人の行動は価値観や環境、行う作業が相互に影響し合う結果であり、これらの要素が重なり合うことで**作業遂行**（誰がどこで何をするか）が促進されると考えられています（図1）。OTPF-4は「作業」を9項目に分類し（表1）、支援における中心的概念として世界中で用いられています。どちらも重要な点は、同じ作業でも対象者の背景状況によって異なる価値や意味を持つということです。価値や意味が異なれば、対象者ごとに作業の重要性や必要性も異なります。そのため作業療法では、対象者の背景状況やニーズをもとに、人・環境・作業それぞれの側面から評価し、適切な支援につなげることが重要とされています。

▶PD患者に対する作業療法評価では時間的な要因の考慮が重要

　PDの場合、多彩な症状に加え、進行性であること、オン・オフ現象など症状が変動することなど時間的な要因が作業遂行に影響を及ぼします。そのため、作業療法評価で

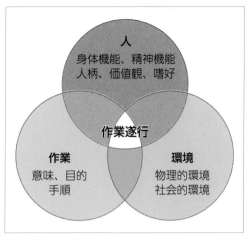

図1　PEOモデル

表1　OTPF-4における作業の分類

項目	作業の例
ADL	入浴、トイレと衛生、更衣、摂食嚥下、起居動作、移動、整容など
IADL	買い物、金銭管理、育児、ペットの世話、運転、家屋の修繕など
健康管理	体調管理、服薬管理、栄養管理、補助具の管理、運動など
休息と睡眠	休息、睡眠の準備、睡眠
教育	学業、課外活動、遠隔学習、関心事の学習など
仕事	就職活動、仕事の遂行、ボランティアへの参加など
遊び	遊びの探求と参加
余暇	余暇の探求と参加
社会参加	コミュニティへの参加、交友関係、ピアグループへの参加など

は、PD特有の症状が、いつ、どのように作業遂行に影響を与えているかという視点が重要になります。一日の生活における症状変動の有無や時間帯、作業内容や環境による身体的・心理的負担など、症状と作業遂行との関連を一つずつ確認しなければなりません。ある一時点の状態だけでなく、一日全体を通した状態の変化を考慮しながら支援方針を検討する必要があります。また、PD患者を支える家族や介助者の生活状況や想い、負担感も評価の対象となります。

▶ PD患者に対する作業療法介入で重視されること

　PD患者に対する作業療法介入は、作業に焦点を当てたアプローチが中心となります。評価によって抽出された意味のある作業を遂行するための技能の維持・向上や代償手段に適応し、患者自身が自己管理できるように促します。在宅で生活するPD患者を対象とした研究では、本人にとって意味のある作業の支援を行った結果、その作業の遂行度、満足度が3、6ヵ月後まで向上したという報告があります。さらに、作業療法を行うことで長期的に生活の質（Quality of Life: QOL）が向上することも分かっています。介入の基本は、PD患者のニーズに基づきながら、長期にわたり健康的な生活を営むことができるように支援することです。意味のある作業を継続するための手段として、課題指向型練習、日常生活動作練習、ヨガや太極拳、ダンスなどの身体活動、自助具の工夫や住宅改修といった環境調整なども行われます。

▶ PD患者のQOLを高める上で重要なADL／IADLの改善

　PD患者のニーズとしてよく聞かれる困りごとに、日常生活動作（Activities of Daily Living：ADL）や手段的日常生活動作（instrumental activities of daily living：IADL）の改善があります。ADLやIADLはPD患者のQOLを高める上でとても重要です。ADL、

IADLが困難になってきた際は、訓練室あるいは実際の状況下でADL/IADL練習を実施します。この時、動作に時間がかかりすぎていないか、オン・オフ現象で動作は変化しないか、時間制限（タイムプレッシャー）や周囲からの視線がある場合に焦りや緊張から動作がより拙劣にならないか、などが観察のポイントです。PD患者の場合、遂行機能障害や注意障害から二重課題（2つの動作を同時に行うこと）が苦手になります。例えば、手すりを持ちながら浴槽を跨ぐ際に注意が散漫になり、転倒のリスクが高くなります。そのため、複雑な動作を含む作業では、いくつかの工程に分け、単純化することで各動作に対する注意も向けやすくなります。加えて、視覚的、聴覚的手がかりを利用するなど、患者に合った方略も併せて検討することが必要となります。

▶ 多くのPD患者が上肢手指動作の困難さを訴える

　PDでは、運動症状により早期から上肢手指動作で困難さが生じます。箸や歯ブラシの操作、更衣、調理、趣味活動など上肢手指はほとんどの生活行為で用いられます。特に、文字を書く時に文字の大きさが異常に小さくなる書字障害（小字症）はPDに特徴的で非常に多くの患者でみられる症状です。原因や改善方法は現時点では明らかになっていませんが、文字のサイズや枠の工夫など視覚的な手がかりを利用することで改善される場合もあります。そのほか、自助具の工夫や代替手段としてICT機器の導入も検討しながら対応していく必要があります。

▶ 環境整備や福祉用具を調整して在宅生活を過ごしやすくする

　在宅生活を支援する上で、身体機能面と併せて環境面の調整が求められます。PD患者に対する**環境整備**では、すくみ足や不安感、症状の日内変動などを評価しながら行うことが大切です。この時、PD患者本人と介助者も一緒に検討することで、慣れた環境での様子を把握しやすくなります。家屋内に物が多く通路が狭くないか、よく使うスペースに段差が多くないか、廊下やトイレに手すりは必要か、暗くて見えにくい場所はないかなど、PD特有の症状と患者の症状とを確認しながら整備していきます。また、移動に杖や歩行器は必要か、食事場面や長時間座るイスの形状は適切か、自助具は導入しなくてよいかなど、**福祉用具**の選定も行います。患者のニーズと病期の進行に合わせ、そのつど生活環境や福祉用具を見直すことが必要です。

▶ PDの重症度別に作業療法を実践する

　ここではHoehn & Yahr重症度分類による重症度別の作業療法の目的を紹介します。ただし、患者ごとに症状の出現時期や程度、困りごとは異なるため、患者のニーズを十分に聴取した上で支援方針を決めることが推奨されています。

【Hoehn & Yahr重症度分類Ⅰ〜Ⅱ度】

　この時期は、ADL／IADLが自立しており、就労している患者もいます。服薬や症状に対する自己管理も含め、現在の生活を維持するための身体活動や自助具の提案などが支援の中心になります。一方で、将来への不安や焦燥感、うつといった精神症状もこの

時期から生じることがあります。患者が今何に困っていて、心配事はないか聴取しておくことが重要です。また、実は困っているけどいい出せない、自分で何とかしようと思っていたという患者が多いのもこの時期です。そのため、この段階から医療者がしっかり聴取し確認することが大切です。

【Hoehn & Yahr重症度分類III〜IV度】

　症状の進行により、ADL／IADLで介助が必要となる段階です。姿勢保持障害や歩行障害により生活範囲が狭くなり、対人交流の機会も減ってきます。また、認知機能障害もみられる時期です。この段階から、これまで行ってきた作業をしづらくなることが多く、心理的負担が大きくなります。可能な範囲で作業を継続できる身体的・環境的支援を検討します。患者の生活状況における役割や一日の過ごし方、周囲の人との関わりについて把握し、症状の影響を考慮しながら活動参加の促進を目指します。一つの作業、動作において、身体症状だけでなく認知機能障害や精神症状が影響し合うため、どの工程で、どのような困難さが生じるか確認しながら対策を考えていきます。

【Hoehn & Yahr重症度分類V度】

　この時期はほとんどのADLで介助が必要となります。臥床時間も長くなるため、拘縮や褥瘡など二次的合併症の予防、介助量軽減や療養環境の調整を行いながら、QOLの維持を目指します。介入方法として、臥床時間を短くするため、できるだけ車イス座位やギャッジアップをして、本人が慣れた作業を提案します。そこで、座位保持や上肢動作を促すなど身体機能面の維持を図ります。環境整備としては、住宅改修や福祉機器の導入、介護サービスの利用を見直し、患者本人が過ごしやすい環境に整備するとともに介助者の負担を軽減できるよう調整します。コミュニケーション手段の選択肢を増やすなど、ICT機器を活用した支援も作業療法では検討します。

（川崎 伊織）

参考文献
1) Law M, Cooper B, Strong S, et al. Can J Occup Ther. 1996; 63: 9-23.
2) American Occupational Therapy Association. Am J Occup Ther. 2020; 74: 7412410010p1-7412410010p87.
3) Sturkenboom IH, Gra MJ, Hendriks JC, et al. Lancet Neuol. 2014; 13: 557-566.
4) Tofani M, Ranieri A, Fabbrini G, et al. Mov Disord Clin Pract. 2020; 7: 891-901.
5) Wood J, Henderson W, Foster E. Am J Occup Ther. 2022; 76: 7603397010.

D　パーキンソン病の構音障害とは どのようなものですか

本章のねらい

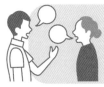

・パーキンソン病（PD）の構音障害について解説します。
・PDの構音障害に対するリハビリテーションについて解説します。
・PDの非言語コミュニケーション障害について解説します。

キーワード　構音障害、言語リハビリテーション、LSVT® LOUD、声量低下、すくみ言葉、ペーシングボード、モーラ指折り法、DAF、非言語コミュニケーション

▶ PDの構音障害は、患者さんのQOLを大きく低下させる、注目すべき中核症状のひとつです

　構音障害（こうおんしょうがい）とは、声が出にくくなったり呂律が回りにくくなったりして、話していることが伝わりにくくなる障害のことを指します。PDでは、約8割に構音障害が出現するといわれています。音声コミュニケーションは日常生活に不可欠であることから、構音障害があることで他者との交流を避け、社会的孤立感が強まることもまれではありません。構音障害は、PD患者のQOLを低下させる、注目すべき中核症状の一つであるといえるでしょう。

▶ PD構音障害にはさまざまな症状があり、進行に伴い重症化します

　PDの構音障害には、①声が小さい、②声がかすれる、③話す速度が速く発音がはっきりしない、④話し始めにどもる、といった症状があります。

　PD患者の声の大きさは、同年代の健常者と比較して2〜4dB小さいといわれており、これはヒトの感覚で約40％の音量低下に相当します。声質の異常（声がかすれる、ガラガラする）も約9割に認め、進行するとまったく声が出なくなる場合もあります。話し始めにどもる症状は6〜58％に生じるとされ、男性に多いといわれています。

　これらの症状の出方は患者ごとにまちまちですが、多くは疾患の進行に伴い重症化し、話が伝わりにくくなる要因となります。

▶ PD構音障害の改善には薬物療法と言語リハビリテーションの 組み合わせが重要です

　では、構音障害の治療はどうすればよいのでしょうか。ドパミン補充療法は、進行期PDにおいてもMDS-UPDRSのspeech sub scoreを改善すると報告されています。しかし近年、PD構音障害の原因はパーキンソニズムだけではないことが明らかになり、薬物療法のみでは治療効果が不十分だと考えられるようになりました。PD構音障害の改善には、薬物療法と**言語リハビリテーション**の組み合わせが効果的だといえるでしょう。

▶ 病初期と進行期ではリハビリテーションの内容が異なります

　脳卒中後の患者とは異なり、PDでは病期の進行を意識しながら、症状の変化を経時的に把握し、個々の患者に最適なプログラムを選択することが重要です。

　一般的に、病初期には、積極的な機能訓練を通じて、音声コミュニケーション機能を少しでも長く維持できるよう働きかけます。進行期には、認知機能障害や精神症状の合併により訓練効果が得られにくくなることから、代償法を積極的に活用して、コミュニケーション手段の確保に重きをおきます。

▶ PDの声量低下に対するリハビリテーション LSVT® LOUD

　LSVT® LOUDは、PDの**声量低下**に対する包括的音声治療です[1]。LSVT®とは、Lee Silverman Voice Treatmentの略で、世界で初めてこの治療を受けたPD患者の名前を冠しています。声の大きさの自己知覚を再訓練することにより、日常会話で患者が自動的に大きな声を使い、これが長期的に持続することを目指したものです。近年のメタ解析では、LSVT®アプローチによって、声量増大に有意な効果を認めると報告されています[2]。

▶ LSVT® LOUDプログラムの肝は「自己校正」

　LSVT® LOUDでは、「声を大きくすること」に焦点をあて、声量が適切かどうか絶えず患者にフィードバックを行いながら、発声や会話の練習をします。本プログラムの目的は、人との会話に必要な声量と、低下している自己の声量との"ずれ"を、患者が正しく認識し適切に修正できるようにすることです（これを「自己校正」といいます）。図1は、PD患者と健常高齢者の音読時の声量を、さまざまな騒音条件下で測定した結果です[3]。健常高齢者では、周囲の騒音が大きくなるにつれて声も大きくなるのに対し、PDではあまり大きくなりません。PDでは、周囲の騒音に合わせて自分の声量を大きくできないことが分かります。PD患者の声量低下の一因が、この声量を適切に調整できないことと考え、自己校正を主な目的としたプログラムがLSVT® LOUDです。

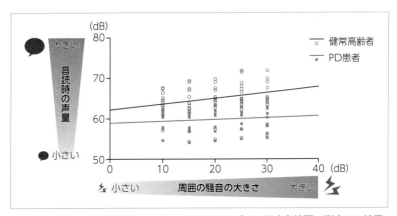

図1　PD患者と健常高齢者の音読時の声量をさまざまな騒音条件下で測定した結果
健常高齢者では周囲の騒音が大きくなるにつれて声も大きくなるのに対し、PDではあまり大きくならない。PDでは、周囲の騒音に合わせて自分の声量を適切に調整できないことが分かる。
（文献3より一部改変）

▶ "すくみ言葉" にはペーシングボードが有用です

　PDの中には、吃音症のように、話し始めの音を繰り返してしまう（どもる）ことがあります。吃様症状、あるいは**すくみ言葉**ともいわれます。

　すくみ言葉に対しては、すくみ足と同様に、運動や感覚のトリック（外的キュー）で症状の軽減を図ることができます。

　「**ペーシングボード**」は、色分けされたスロットがある板で（**写真1**）、1音ごとにスロットを指さしながら話します（スロットをなぞる場合もあります）。指さすことがキューとなり、すくみ言葉が軽減します。視覚、触覚だけでなく運動覚からの刺激を介しているため、運動学習において重要なフィードバック機構が活性化されやすく、構音運動が再編成しやすいとされています[4]。単純な方法であることから、認知機能が低下した患者にも使用できます。また、話す速度が速い患者や、発音がはっきりしない患者にも有用です。

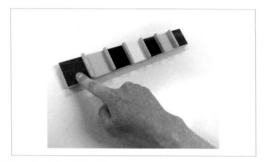

写真1　ペーシングボード
色分けされたスロットがある板で、1音ごとにスロットを指さしながら話す。

▶ モーラ指折り法やDAFもPD構音障害を改善します

　「**モーラ指折り法**」は、1音ごとに指を折りながら話す方法です。指を折ることがキューとなり、話す速度が遅くなり、すくみ言葉も改善します。道具を用いず、いつでもどこでも使用できる利点があります。

　DAF（delayed auditory feedback：遅延聴覚フィードバック）は、イヤフォンを通じて患者の耳に自分の声を遅らせて聞かせ、それを聴覚的なキューとして利用することで、すくみ言葉や、話しことばの加速を改善します。近年では、スマートフォンでDAFアプリを利用することで、手軽に導入することが可能です。

▶ どうしても声量低下が解消できない場合には「拡声器」を　使いましょう

　進行期に入ると、これまで示したような方法を用いても、発話が聞き取りにくい場合があります。このような場合には、補助手段の活用を検討します。

　簡便なものに、小型の「拡声器」があります。マイクにもさまざまなものがあり、ワイヤレスでスピーカーと接続できるものもあります（**写真2**）。ジスキネジアが強くマイクがずれてしまう場合には、指向性マイクを卓上において使うとよいでしょう。

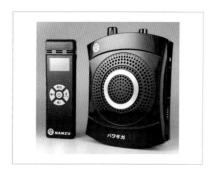

写真2　拡声器とワイヤレスマイクの例
写真の製品は手のひらサイズで携帯性に優れている。
（南豆無線電機Webサイトより）

▶ PDの非言語コミュニケーション障害にも着目しましょう

　仮面様顔貌も、PDのコミュニケーションに影響を与えます。表情・声色・話す速度・間・身振り手振りといった「**非言語コミュニケーション**」は、言語コミュニケーションと同じくらい重要です。しかしPDでは、健常高齢者との比較において、表情表出が有意に乏しいといわれています。PDに罹患した映画俳優のマイケル J. フォックス氏は、「しゃべり方の不自然さを補うために、眉を上げるなどの表情をしてみせることもできない」と、仮面様顔貌による意思伝達のしにくさを訴えています。

　顔面筋のリハビリテーションが、PDの表情表出に有効である可能性が示唆されています。ただ、実施している施設が少ないのが実情であり、パーキンソン病療養指導士は、PD患者が表情を表出しにくいことを理解した上で、患者の気持ちを推察・理解するよう努めましょう。

▶ 言語リハビリテーションはQOLの維持・向上に寄与できます

　構音障害によってQOLがどの程度低下しているか、複数の質問紙を用いて調査した研究では、いずれの質問紙においても言語療法後に明らかな改善を認めました[5]。病初期から進行期に至るPDの全病期を通して、コミュニケーション機能の維持・改善を目指すことは、PD患者のQOLの維持・向上に寄与できるでしょう。

（荻野 智雄）

参考文献
1) Ramig LO, Sapir S, Countryman S, et al. J Neurol Neurosurg Psychiatry. 2001; 71: 493-498.
2) Atkinson-Clement C, Sadat J, Pinto S. Neurodegener Dis Manag. 2015; 5: 233-248.
3) Ho AK, Bradshaw JL, Iansek R, et al. Neuropsychologia. 1999; 37: 1453-1460.
4) 杉下周平、福永真哉、田中康博、他 編集. 言語聴覚士のためのパーキンソン病のリハビリテーションガイド. 協同医書出版社、東京、2019、pp.135.
5) Bryans LA, Palmer AD, Anderson S, et al. J Commun Disord. 2021; 89: 106031.

6 看護

A　外来看護

本章のねらい

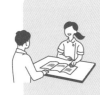

- 外来業務において看護師は、医師とともに患者・家族に接する機会の多い医療者であり、患者・家族の状態把握とアセスメントをもとに問題点に対して早期から介入することができます。
- 看護師は患者の長い経過を観察する中で、病期に応じて患者・家族に必要な援助に対して適切な情報を提供し、患者と介護者へのサポートを行うことができます。
- 患者が長期の療養に際してさまざまな意思決定が必要となる中で、看護師は患者・家族の困りごとのサポートのため、ほかの職種にも働きかけをすることで多職種連携のキーパーソンとなることができます。

キーワード　意思決定支援、患者・家族教育、多職種連携

▶ 診療行為の補助（体調全般／検査含む）　－安全確保に努め、患者・家族の気持ちに寄り添いながら意思決定を支援

　患者さんが受付に来られた時点から、歩行状態や表情、声の調子などの観察は始まっています。患者さんは診察のために通院できるように体調を調整して来られることが多いですが、バランス障害がみられる場合は転倒に注意し、適宜付き添いや車イスでの移送介助を行います。外来では血圧、体重測定のほか、検査としては採血、画像検査、嚥下評価などがあります。診断目的の来院の場合は、脳ドパミントランスポーターシンチグラフィ（dopamine transporter：DAT）や脳血流シンチグラフィ、心筋シンチグラフィなど、時間を要し、高額な検査が行われることもありますので、患者さんが検査の目的を理解し、納得して検査を受けられるよう説明します。また、DAT、心筋シンチグラフィは試薬の注射から撮影まで約4時間の待ち時間があるため、体調に合わせ待つ場所の配慮も必要です。

　パーキンソン病（PD）は長い経過をたどりますので、患者・家族が疾患とともに生きていくことができるような支援が必要です。疾患について医師の説明をどのように理解したか、どのようなことに困り、心配しているのかを確認し、説明の追加や困りごとや心配なこと・問題点の焦点化をします。長い経過の中、運動症状・精神症状を含めた非運動症状などさまざまな症状を認めるなかで、病期により困りごとも変化してきます。患者・家族が自分たちで治療や療養環境について選択・決定できるよう情報提供を行い、時には不安や疲れた心に寄り添いながら**意思決定支援**を行います。

▶ 外来時の問題発見と支援　－患者・家族の理解を促す情報提供と自己管理に向けた支援

　患者さんは早期（診断期）から維持期、進行期と経過していき、運動症状・精神症状を含めた非運動症状とさまざまな症状に悩まされます。患者・家族がPDで起こり得る

症状について理解し、早期に相談できるように情報提供が必要です（**患者・家族教育**）。また、運動合併症であるウェアリング・オフやジスキネジアについて、患者さんが自身の感じている症状と服薬のタイミングを関連付けて考えられるよう話し合い、服薬時間と合わせて症状日誌の記載ができるようサポートします。さらに、高度進行期には通院が困難になり、訪問診療などを利用されることもあります。このような状態でも適切な自己管理ができるような支援が必要です。すなわち薬物療法と運動療法を継続できること、転倒などのリスクを回避すること、進行に伴い出現する可能性のある症状について理解し、患者・家族が備えることができるよう指導が求められます。

　受診時に同伴者がいるか、あるいは誰と来院しているかも重要な情報です。進行とともに患者さんには介護者が必要になります。家族背景を確認し、介護者にも生活の注意点について理解してもらうことが望ましいと思われます。時には患者さんの代弁者として家族への連絡なども必要になります。医師や医療ソーシャルワーカー（MSW）などと情報共有し、患者さんの支援体制を整えることも必要です。

▶ 1日を通した問題発見と支援　－困りごとの確認と支援

　体の動かしにくい時間（オフ時間）があるか確認し、その際にどのようなことに困るか、どのように対処しているかを確認します。また、薬は決められた時間通りに内服しているか、運動の習慣があるか、杖などの歩行補助具を使用しているか、転倒はあるか、患者さん自身の役割（就労・家事・子どもの世話・親の介護など）に困っていることはないか確認します。機能の維持に薬物療法・運動療法の双方が重要である認識の確認を行い、無理なく継続できるように患者さんが実践できることをともに考えます。

　症状の進行により生じる大きな問題として次のようなものがあります。

○転倒

　進行に伴い、姿勢反射障害により転倒しやすくなります。高いところのものを取る、方向転換をする、物を持って歩く（二重課題）時などに転倒しやすくなりますので、患者さんがどのような場面で転倒しているのかよく話を聞き、一緒に対策を考えましょう。外来で転倒する可能性も考えて、明らかにふらついていない人でもバランス障害が疑われたり、過去に転倒歴がある場合は注意が必要です。

○体重減少

　進行期の患者では体重減少を認めることが多く、低体重は活動量低下や嚥下障害・肺炎など、生命予後に影響する症状と関連します。体重減少を予防するために早期にその徴候を把握し、栄養士による栄養指導や薬剤調整などが必要です。患者・家族が体重変化や食事摂取に、より関心を持つように情報提供が必要です。

○頻尿

　運動症状だけでなく、非運動症状も患者・家族の生活に影響があります。夜間の頻尿がある場合は不眠、転倒リスクがあるほか、家族が毎回起こされ不眠に陥ることもあります。日中座りっぱなしでいることで、足がむくむことも夜間の頻尿の原因となることがありますので、生活状況を確認し、日中足を動かすようにすることを勧めましょう。

夜間の頻尿に対しては、安全や休息のためにポータブルトイレ・尿器やパット・おむつの使用も考慮することも検討すると良いでしょう。

○起立性低血圧

　進行に伴い、急に立ち上がったり食後起立時に意識を失うことがあり、救急搬送される方がいらっしゃいます。倒れた状況を確認し、急に立ち上がらない、食後はしばらくゆっくり座って過ごすなどの生活指導や自宅での血圧測定も行うことが必要です。降圧剤を内服している人は特に注意が必要です。

○認知機能低下や幻覚・妄想

　幻視や妄想などの精神症状なども家族への負担となりますので、その対応法の指導が必要です。部屋に物が多いと幻視の原因になりやすいので、居室内の環境整備も必要です。また、幻視を訴えた際もすぐには否定せずに、患者さんがどのように感じているか受け止めるように家族への指導をします。暴力などご家族が対応に苦慮する状況であれば、病院に電話し早めに医師の診察を受けることを勧めます。

　非運動症状の対応は難しい点も多く、生活環境の調整や実施しやすいアドバイスなど、患者・家族の苦悩に寄り添い、家族が一人で抱え込むことがないよう支援します。

▶ 社会資源導入には多職種連携が必須　－医療・介護・就労などで利用できる制度を見極めて提案

　PD患者さんは難病医療受給者証や身体障害者手帳、介護保険など、進行状況に応じて必要なサービスを受けることができます。進行に伴い困りごとが増えた場合には、ケアマネジャーや訪問看護師による支援ができるようにします。その際にどのような支援が必要かを患者・家族から聴き取ることが必要です。難病医療費助成制度と介護保険の使い方については医師とMSWに相談しながら申請の時期も見極めることが望ましく、社会資源の導入には**多職種連携**が必須となります。訪問看護・リハビリテーション導入後は訪問看護指示書と報告書を通じて患者・家族の情報を共有し、患者さんが疾患とともに生きることを支援します。

　患者・家族の要望の中には社会資源でも解決できない問題もあります。その場合は患者・家族とさまざまな職種が参加する会議の場を設け、患者・家族・医療・介護が同じ目標となるようにすることも必要です。

　また、就労世代に対しては治療と仕事の両立支援も必要です。当院の調査ではHoehn & Yahr（H&Y）重症度分類 Ⅲ度から就労者が減少しており、進行とともに就労継続が困難となります。施設内のMSWや両立支援コーディネーター、または難病相談支援センターやハローワークなどで相談ができますので、看護師は患者さんに相談する場所についての情報提供ができるとよいでしょう。

▶ 長期療養・意思決定を支える患者・家族指導 －自己管理への自信を高め、何のために症状を改善したいかを明確化

　脳深部刺激術やレボドパ/カルビドパ配合経腸用液療法はデバイス補助療法（device aided therapy: DAT）と呼ばれ、進行期PDで経口薬剤によるコントロールが困難な運動合併症に対して効果が期待できます。DATの導入に関しては患者・家族がその操作や治療効果を正しく理解し、自己管理ができるための生活や患者さんの支援体制を確認し整備しておく必要があります。自己管理のためには、デバイス（機械）の操作や、デバイス挿入部の皮膚状態の管理について助言し、患者・家族が自信をもって行えるように、必要時は訪問看護とともにサポートします。

　胃ろう増設もPDの場合、栄養管理だけではなく確実に内服できるための手段として選択されることもあります。DATや胃ろうの導入に際して患者・家族がその治療を行うことでどのようになりたいのか、目標を明確にするための援助が必要です。「運動症状を改善すること」だけが目標ではなく、「運動症状があることで生じる問題を解決（改善）するためにその治療を行う」というように、問題の焦点化をするために十分話し合うことが望ましいでしょう。症状の改善だけではなくその症状により何が問題となっているのか、問題を解決するための手段であることを看護師は理解した上で、患者・家族と十分に話をして意思決定支援をします。

▶ 脳卒中などとPDでは支援が求められる時期が異なる

　脳卒中は突然発症し、急性期・回復期の治療を経て自宅や施設などの在宅へ生活の場を移していきます。障害部位により麻痺や高次脳機能障害などの障害をもちますので、維持期には機能維持と生活の再構築、再発予防が求められます。再発予防には薬物療法、食事や運動などの生活習慣の改善が必要なので患者・家族への指導が必要です。

　一方PDは機能維持のために運動療法と薬物療法を適切に行っていても、個人差はありますが症状は進行し、日常生活動作も制限されます。障害に合わせた生活環境調整や、介護保険・身体障害者手帳などの社会保障の申請や利用が必要になりますが、脳卒中とPDでは時期が異なります。脳卒中は発症後6ヵ月くらいまでに症状はほぼ固定し、その状態で生活環境を整えていきますが、PDは長い経過をたどって徐々に日常生活が困難になっていくため、患者ごとに対応する時期は異なります。患者・家族への生活指導や精神的支援は共通していますが、PDでは長い経過の中で今どのような時期なのか、どのようなことに困っているのか把握し、困りごとを解決するため多職種で連携できるよう情報発信することが求められます。

（山本 澄子）

参考文献
1) 金原禎子、武田篤. 内科. 2016; 118: 189-190.
2) 細田満和子. 「チーム医療」とは何か 第2版. 日本看護協会出版会、東京、2021、p.156.
3) 柏原健一. パーキンソン病のことがよくわかる本. 講談社、東京、2015、p.78、88.

B　入院看護

本章のねらい

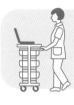

・パーキンソン病（PD）患者の看護において基本的な生活指導について説明します。
・PDにおける運動症状に対する看護について説明します。
・PDにおける非運動症状に対する看護について説明します。

キーワード　生活指導、非運動症状、運動症状

▶ 入院中の規則的なリズムが症状改善に役立つこともある

　パーキンソン病（PD）の症状の出現の仕方が患者さんによってそれぞれ異なるように、治療もさまざまですが、食事・内服・睡眠といったリズムを整える**生活指導**はどの患者さんにおいても共通する治療法です。入院中は食事時間が一定になるため、食後の内服時間も一定にしやすいです。また、入院生活では消灯時間があるため、就床時間も一定にしやすいです。身体の動きが悪くなって入院した患者さんでも、規則的なリズムの入院生活を送るだけで改善する方も少なくありません。一方、自宅での生活には、リズムが崩れやすい要因が複数ありますが、入院生活のように一定にすることは難しくても、患者さん本人がその必要性を理解し、できることだけでも一定にするよう意識して生活することが重要です。そのために看護師はまず、リズムの整った入院生活が送れるよう、配膳や食事・与薬・就床介助などを行います。また、入院によって生活リズムが整うことは意図的な行動ではないため、それによる体調の変化を自覚していない患者さんもいます。看護師の問いかけで気付く方もいるので、意図的に問いかけてみましょう。

▶ 転倒予防のため、起き上がりや移動がしやすいベッド環境が重要

　PDでは片麻痺はないものの、起き上がりやすいベッドの方向（左右どちらか）はあるものです。ベッドからの出入りを普段と異なる方向にしてしまうと、本来は起き上がれていたのに起き上がれなくなったり、間違って反対側のベッド柵を乗り越えてしまったりすることなどがあります。患者さんが持つ能力を最大限発揮できるようにして転倒を予防するためにも、起き上がりやすいベッドの方向を確認することが必要です。間違って反対側のベッド柵を乗り越えないようにするため、出入りしない側のベッド側面を壁付けにすることもあります。そうすると、出入りする側に広いスペースが空きます。PDでは狭い場所ですくみ足が生じやすく、転倒につながることがありますが、広いスペースがあることですくみ足が生じにくくなります。また、病室入口からできるだけ方向転換を少なくベッドまで移動できるよう配置することもポイントです（図1）。

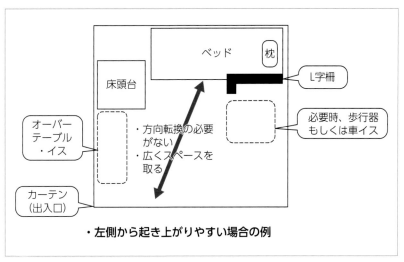

図1　ベッド周囲の環境調整

▶ 症状日誌を利用して、身体の動かしやすさ／動かしにくさの日内変動のパターンがわかると生活しやすい

　PDによるウェアリング・オフ現象があると、患者さんはある時間、動作緩慢や無動となります。具体的にいうと、患者さんは入浴が難しくなったり、まったく動けなくなってしまったりすることがあります。しかしウェアリング・オフ現象は1日の中で決まった時間帯に生じやすいので、身体の動かしやすさ／動かしにくさの日内変動のパターンを把握することは有用です。身体の動きの日内変動を把握する方法として、症状日誌があります。入院中は、患者さんと一緒に症状日誌の記録方法を振り返る絶好の機会です。

　図2の症状日誌では、身体の動かしやすさを「動きやすい」〜「動けない」の5段階で表す5件法を用いて表し、時間ごとにチェックを付けています。記録は必ずしも1時間ごとでなくても構いません。図の場合、午前5〜6時と午後4時・10時に動きにくいことがわかります。5〜6時は多くの方では起床時間に当たるので、患者さん自身で起き上がりや内服、朝食の摂取はできるのだろうか、と疑問がわいてくるのではないでしょうか。この疑問から患者さんに入院前の状態を尋ねたり、実際の状態を観察したりすることで、ケアにつなげることができます。また、医師が抗PD薬の調整を行う際に症状日誌を参考にすることもできます。さらに患者さん自身が身体の動きの日内変動のパターンを把握しておくことで、身体の動きが良い時間に入浴するなど1日の予定を調整することもできます。そのため、看護師は患者さんと一緒に症状日誌を記録し、患者さん自身がそのパターンを認識できるよう関わることも重要です。また、身体の動かしやすさとともに、ジスキネジアなども症状日誌で観察することもできます。

		時刻	0	1	2	3	4	5	6	7	8	9	10	11	正午	13	14	15	16	17	18	19	20	21	22	23
動きやすさ	動きやすい												✓													
	やや動きやすい										✓						✓	✓					✓			
	普通								✓	✓				✓	✓	✓				✓	✓	✓		✓		
	動きにくい							✓	✓										✓						✓	
	動けない																									
ジスキネジア	つらい																									
	ややつらい											✓				✓									
	あまり気にならない										✓						✓								
	気にならない								✓			✓	✓	✓			✓	✓	✓	✓	✓	✓			
	まったくない						✓	✓	✓														✓		
食事									✓					✓							✓				
服薬							✓		✓					✓		✓					✓			
睡眠		→	→	→	→	→																		→	→
自由項目	排便										★															
メモ						便意はなかったが、朝食後にトイレに座ってみたら便が出た！									いつもは16時も普通に動けるのに、今日は動きにくかった										

図2　症状日誌

▶ 患者さんは運動症状だけでなく、非運動症状にも困っている

　PDにおける**非運動症状**は多岐にわたり、**運動症状**と同じ、もしくはそれ以上に患者さんは悩まされていることがあります。本章では、入院中に看護することの多い便秘と睡眠障害、幻覚・妄想に対するケアについて説明します。

【便秘】

　自律神経症状の中でも便秘は最も頻度の多い症状です。「たかが便秘」、と思うかもしれませんが、排便困難で1日中トイレにこもらざるを得なかったり、外出がしづらくなったりするなど、患者さんのQOLを低下させます。同じ自律神経症状である頻尿も合併していると、患者さんは水分摂取量を減らしがちなので、必要な水分量と摂取のタイミングについての指導が必要です。また、排便の頻度や便性状を観察し、必要時は下剤の使用について医師へ相談しましょう。さらに排便時の座位姿勢も重要で、かの有名なロダンの「考える人」の姿勢が理想的です。この姿勢では恥骨直腸筋が直腸を前方に引っ張り、直腸から便が排出しやすくなります。この姿勢になるよう、昇降便座の高さの調整や足台を設置するとよいでしょう。また、座位バランスが不安定な場合は、前方にイスやテーブルを置いて前傾姿勢を保てるよう工夫することもよいでしょう。

【睡眠障害】

　PD患者さんが眠れない理由は、入眠困難や中途覚醒、悪夢、手足の痛み・けいれんなど多岐にわたります。まずは患者さんに眠れない理由を聞き、実際の夜間の様子を観察し、主観的情報と客観的情報を統合してみることが必要です。実際の夜間の様子を観察できる病棟看護師の情報は重要です。眠れない理由の中の、夜間頻尿や寝返りの難しさについては看護ケアで改善できることがあります。それ以外の理由については、統合した情報をもとに医師へ相談してみましょう。

　まず、夜間頻尿の場合は、水分摂取のタイミングを指導します。具体的には、日中の水分摂取量を増やし、夕方以降は少なめにします。就寝環境は、夏は25℃程度、冬は22℃程度と、暑すぎず寒すぎないよう調整します。それでも夜間排尿をなくすことは難しく、患者さんの希望を聞きつつ安全・安楽な排尿方法を検討する必要があります。夜間のADL別の工夫点を大まかにまとめました（表）。

　また、寝返りが難しい場合は、滑りやすい生地の寝衣や寝具にできるか検討してみましょう。絹やポリエステルなどは汗をかいても滑りが悪くなりにくいです。通常のシーツの上に滑り布を敷いたり、布団の中で身体を動かしやすいよう軽い掛物にしたりするなど、一部の工夫でも効果はあります。

表　夜間のADL別にみた頻尿をなくす工夫

夜間のADL	工夫点
短距離なら歩ける	トイレに近い病室にする
起き上がれる 起立できるがふらつく	ポータブルトイレや尿器をベッドサイドに置く
起き上がれない	一晩交換不要な採尿器を使用する オムツを使用する

【幻覚・妄想】

　PDにおける幻覚で多いのは、幻視です。天井や床の模様などが虫や蛇、小動物、人に見えると訴えることがあります。症状が軽く、患者さんが幻覚などに困っていない場合は経過観察でも良いでしょう。しかし幻覚が悪化した場合は、患者さんが恐怖心を抱き、幻覚・妄想症状に支配された行動を起こしてしまうことがあり、危険です。幻覚・妄想症状の治療のためには、抗PD薬の調整が必要となります。しかし抗PD薬を調整すると、ADLが悪化することもあります。そのため、幻覚・妄想症状とともに身体の動きの状態を観察し、医師と共有することが重要です。

　また、幻覚・妄想症状が著しい場合は、患者の幻覚・妄想の訴えに対して訂正するのではなく、"私には○○に見える"など医療者から見える現実として伝えていくとよいでしょう。状態にもよりますが、見えているものは幻覚かもしれない、と患者自身が気付けることもあります。

（三好　智佳子）

C　訪問看護

本章のねらい

- 在宅医療と訪問看護制度について説明します。
- 在宅生活の継続を脅かす原因とリスク回避のために重要な看護を理解し実践できるよう説明します。
- 事前指示書（ACP）、意思決定支援について触れます。

キーワード　在宅医療、誤嚥性肺炎、意思決定支援

▶ 在宅医療とは患者さんの生活の中に医療を組み込むこと

　<u>在宅医療</u>は生活の場で行われる医療です。生活の場であるということは、患者さんの生活を変えることなく、その人の生活の中に医療を組み込むことが理想と考えます。つまり、在宅医療において対象となるのは患者さんのみならず、患者さんの生活そのものです。いい換えれば患者さんのQOLが対象であり、全人的な医療が必要となります。

▶ 訪問看護で利用できる医療保険と介護保険の条件に気を付けよう

　訪問看護の利用には医療保険や介護保険が適応されます。しかし、優先順位が決まっており、勝手に保険を選ぶことはできません。
　パーキンソン病（PD）関連疾患、つまり進行性核上性麻痺（PSP）、大脳皮質基底核変性症（CBD）、およびPD（Hoehn & Yahr重症度分類がⅢ度以上であって、生活機能障害度がⅡ度以上のものに限る）の患者さんに対する訪問看護には医療保険が適応されます。そのため、既に介護保険の適用になっている人は介護保険の限度額を気にせずに、また介護保険の認定基準に非該当の人でも適用されるため、医療保険によって十分な訪問看護やリハビリテーション（リハビリ）を受けることができます。
　また、PSP、CBDおよびPDは介護保険における特定疾病＊であるため、患者さんが40歳以上65歳未満の第2号被保険者であっても、介護保険を申請することができ、認められると、福祉用具レンタルをはじめとする介護保険サービスが利用できます。

＊ 厚生労働省．特定疾病の選定基準の考え方．
https://www.mhlw.go.jp/topics/kaigo/nintei/gaiyo3.html

▶ 在宅生活の継続を脅かす誤嚥性肺炎と転倒骨折

　最近はPDの治療が進歩し、寝たきりの方が減ってきていますが、在宅生活の継続を脅かし、ADLが急激に低下する原因として、**誤嚥性肺炎**と転倒骨折に注意が必要です。

　誤嚥性肺炎を予防するために、口腔ケア、栄養水分管理、呼吸リハビリを行い、転倒を予防するために、環境調整に重点を置いて対策を取ります。

▶ 誤嚥性肺炎の症状と3つの対策

　口の中が乾燥していたり、舌の動きが悪くなり舌苔（ぜったい）がべったり付着している人が、食欲がなく、何となく元気がなかったりする時は、誤嚥性肺炎の可能性を疑います。そして何よりも体重が減ってきたら要注意です。

　誤嚥を完全に防ぐことは難しいのですが、誤嚥しても肺炎になりにくくするために、口腔ケア、栄養・水分管理、呼吸リハビリの3つが重要です。

【口腔ケア】

　誤嚥性肺炎の原因の一つとして、夜間睡眠時に口腔や咽頭内の細菌が気道や肺に吸引されることによって生じる微量誤嚥（micro-aspiration）が関係している場合があると考えられています。そのため、肺炎の予防には、唾液中の細菌を減らす口腔ケアが有用です。また綺麗な唾液には抗菌効果のあるたんぱく質も含まれます。

【栄養・水分管理】

　栄養・水分が不足し体重が減少すると、PDに必要なリハビリも難しくなります。そのため病気の進行により脱水、低栄養が進んだ時には、経管栄養も考慮する必要があります。「経管栄養を導入した後は、口から食べてはいけない」と考える患者さんが多いのですが、そうではなく経口摂取で不足する栄養や水分を経管栄養で補うのが目的であると説明すると良いと思います。何よりも口から食べる楽しみを可能な限り奪わないことが大切です。

　間欠的経口経管栄養法は、このような栄養・水分管理に適した方法です。この方法では、栄養や水分を注入する時だけ患者さんが口からチューブを飲み込み、終了後はチューブを抜きます。チューブを飲み込むこと自体が嚥下の訓練になり、訪問看護師の指導のもとで患者さんの家族による導入も可能です。患者さん自身がチューブを飲み込むため、気管への誤挿入はほとんどありません（図）。

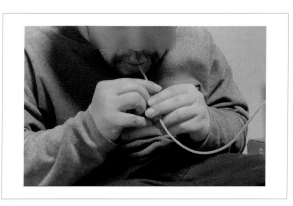

図　間欠的経口経管栄養法の実際

　誤嚥予防に関連して、薬を飲み込みやすくする工夫も大切です。薬という固体を液体で飲み込むことは実は簡単ではなく、頬や硬口蓋、軟口蓋、舌、咽頭部などに薬が残ることがあります。そのため、約55度のお湯に薬を粉砕せずにそのまま入れて崩壊懸濁させる簡易懸濁法や、柔らかいバナナを潰してその中に薬を混ぜ込む方法などが有用です。

【呼吸リハビリテーション】

　訪問看護師や患者さんの家族が、手や体を使ってスクイージングを行い、呼気流速を高め、胸郭の動きを助け、拘縮を防ぐことも肺炎の予防につながります。誤嚥性肺炎を起こした時にも、抗菌剤と併用しながら、入院せずに家でタイムロスなく治療を開始できる場合があります。在宅では排痰補助装置などの機械も使用します。

▶ 転倒骨折を防ぐための環境調整

　介護保険や障害者自立支援法を利用して最新のさまざまな福祉用具が在宅で利用できます。手すりや段差の解消、床材の変更、洋式トイレへの便器の取り替えなど、申請が認められれば住宅改修も可能です。すくみ足に対し、家の中に目印を付けることも効果的です。

　自宅での転倒場所はいつも同じである場合があります。その場所や環境に問題があることも多く、自宅を訪問し確認できる訪問看護師だからこそ、それに気付いて問題解決につながることも少なくありません。

▶ 患者さん本人の困りごとと、家族の困りごとが同じとは限りません

　PDではさまざまな症状が現れますが、介護負担の軽減という視点からみると家族の困りごとのほうが重視される傾向があります。患者さん本人の悩みを訪問看護師が適切に受け止めて一緒に考えていくことがQOLの向上につながります。

【幻覚】

　困りごとの症状として幻覚があります。家族や周りの人がこれを全否定することは逆効果です。本人には現実であるかのように見えていますので、幻覚に手を触れるように促したり、幻覚はPDの症状であることを説明したりすることで、現実には存在しない幻覚であることを患者さんが受容できるよう誘導します。

【便秘】

　排便コントロールは体調管理において非常に重要です。便秘をすると薬の効果が発揮できないこともあります。動作が緩慢なため緩下剤を嫌う患者さんが多いのですが、漏れても大丈夫なように対策を講じた上で、便秘をしないように緩下剤の使用を促しつつ、必要に応じて浣腸、摘便などの支援を行うようにすることが必要です。便を柔らかくするためにも十分な水分摂取が大切です。

▶ 訪問看護師は「自分らしい人生」を取り戻すRecoveryの伴走者

Recoveryとは疾患や障害を持ちつつも、自分らしい人生を取り戻すプロセスのことで、回復という意味ではありません。PDではありませんが、患者さんが自分らしい人生を取り戻すRecoveryの支援を行った事例を紹介します。

多系統萎縮症と診断されたAさんは悲嘆に暮れて死を望むようになり、心配した夫はAさんのそばを離れることすらできなくなりました。

困り果てた夫の依頼で訪問看護とリハビリを開始し、栄養管理や嚥下呼吸リハビリを取り入れたほか、Aさんの自己流の歩行訓練で脈拍の増加がみられたことから途中で休憩を入れるように訪問看護師から指導し、補助具も選定して安全に歩行訓練ができるようにしました。

またAさんが自己判断で中止していた抗うつ剤を訪問看護師のアセスメントや医師の指示のもとに再開し、指示通りに内服できるようになると、徐々に体重が増え、「死にたい」という言葉も聞かれなくなり、外出や一人での留守番もできるようになりました。娘が訪ねて来る前に美容院に出かけたり、孫の誕生も楽しみにしたり、変化が現れています。

今後のAさんに関しては、発語が難しくなってもコミュニケーションが取れるようなサポートや、胃ろうや気管切開などの**意思決定支援**が必要だと考えています。

このように訪問看護師を含む医療従事者はRecoveryの伴奏者となる存在でありたいと思います。

▶ 事前指示書（ACP）を大切にしつつ、常に「今」の意思決定を尊重

事前指示書（ACP）を書いておくことや、代理人を立てることは大事なことですが、元気な時に考えたことが、PDなどの神経難病に罹患し不自由を強いられた時に変化したとしても不思議ではないでしょう。その時、その場で変わる患者さんの自己決定が尊重されなければなりません。

弱い自分を受け入れて地域で生きていこうとする患者さんの意思を尊重することが、リハビリを含む訪問看護の大きな目標の一つだと考えます。在宅医療という関係性を構築していく中で形づくられていく患者さんの気持ちを汲み上げていくことこそが、真の意思決定支援ではないでしょうか。私たちは常に患者さん本人の選択を第一に考える義務があり、他者を尊重しようとする倫理観が必要だと思われます。

▶ まとめ

訪問看護は、利用者、家族が地域で安心して、健全に生活できるように援助する医療ですが、結果的に、主治医による治療効果を高めるためのケアともなります。治らない、あるいは機能回復が得られない状態になっても、療養環境が整えられ、地域で暮らしていけるように支援を行い、患者さんが前向きに新たな生きがいを得て生きていけるように支えること、それが私たちの携わる在宅医療の価値であると考えています。

（吉野 牧子）

7 栄養・摂食嚥下

A パーキンソン病患者の嚥下障害

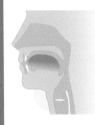

本章のねらい

・正常の嚥下モデルについて説明します。
・パーキンソン病（PD）に特徴的な嚥下障害とその原因を解説します。
・PDの嚥下障害のスクリーニングを解説します。
・PDとレビー小体型認知症、パーキンソン病認知症、脳血管性パーキンソニズムの
　嚥下障害の違いを説明します。

キーワード　嚥下障害、嚥下障害質問票、レビー小体型認知症、パーキンソン病認知症、脳血管性パー
キンソニズム

▶ 嚥下運動開始前には認知期（先行期）がある

　正常な嚥下では、これから飲もうとする物、食べようとする物を観察し、食物である
かどうかを判断する「認知期（先行期）」があり、食物の物性、量などを判断していま
す。覚醒レベルが低下していると安全に嚥下を開始できず、誤嚥したり、窒息したりす
るリスクがあります。また、幻視があるパーキンソン病（PD）患者は、食物の中にご
みや虫が見えるため、食べることができない場合があります。

▶ 液体の嚥下は口腔準備期、口腔送り込み期、咽頭期、食道期の4期 モデルになる

　液体の嚥下は、口腔準備期、口腔送り込み期、咽頭期、食道期からなる4期モデルで
説明されます[1]。口腔準備期は、口腔に液体を保持し、嚥下を待つ状態です。口唇側は
舌と硬口蓋、切歯（あるいは口唇）で閉鎖し、咽頭側は舌と軟口蓋で閉鎖します（**図1**、
図2A）。続く口腔送り込み期は、舌が傾斜を作り、液体を咽頭に送り込みます
（**図2B**）。すみやかに嚥下反射が惹起され、軟口蓋が挙上し、鼻腔への逆流を防ぎます。
咽頭期には喉頭が上前方に移動し（**図2C**）、喉頭蓋の反転によって液体の気道侵入を防
ぎつつ、食道入口部が開大し、液体は食道へと通過します（**図2D**）。嚥下反射で行われ
るパターン化された複雑な運動は、2秒以内に終了します。食道期は液体が食道を通過
して胃に入った時点で終了します。

▶ 固形物の嚥下は、咀嚼と第2期輸送が同時に行われるプロセスモデル になる

　固形物の嚥下は、液体の嚥下モデルとは異なり、咀嚼を伴うプロセスモデルになりま
す[1]。口腔に食物が入ると、食物は切歯によって噛み切られ、口腔後方の臼歯部に運ば
れます。この舌による食物の送り込みを第1期輸送といいます。そして、咀嚼が開始さ
れ、食物は細断され、口腔から咽頭に送られます。この送り込みを第2期輸送といいま
す（**図2E、F**）。ある程度の量が中咽頭に集められると嚥下反射が惹起され、液体の嚥

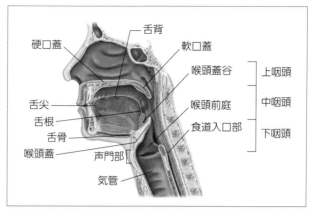

図1　口腔～食道の構造

（山本敏之，他編. こうしよう！パーキンソン症候群の摂食嚥下障害.
アルタ出版，東京，2014，p.34から転載）

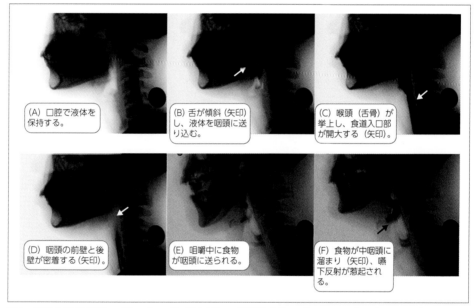

図2　正常な液体嚥下の4期モデル（21歳女性）と固形物嚥下のプロセスモデル（72歳男性）

下と同じように咽頭収縮が起こり、食物を食道へと送り込みます。食道期には、重力と蠕動運動で食物は食道から胃へと送り込まれます。

▶ PD患者はむせのない誤嚥（不顕性誤嚥）が多い

　嚥下した食物が気道に入り、声帯を越えることを誤嚥といい、最も重篤な**嚥下障害**の所見です（**図3A**）。PDでは、嚥下反射のタイミングが遅れた場合、不用意に口腔から咽頭に液体が垂れこんだ場合（早期咽頭流入）、嚥下に関わる器官が十分に動かない場合など誤嚥します。

　PDでは、咳反射が惹起されない誤嚥（不顕性誤嚥）が多く、誤嚥性肺炎を発症しや

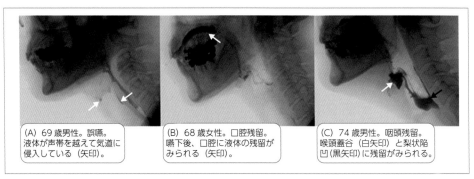

(A) 69歳男性。誤嚥。液体が声帯を越えて気道に侵入している（矢印）。

(B) 68歳女性。口腔残留。嚥下後、口腔に液体の残留がみられる（矢印）。

(C) 74歳男性。咽頭残留。喉頭蓋谷（白矢印）と梨状陥凹（黒矢印）に残留がみられる。

図3　パーキンソン病の嚥下障害の特徴

すいといわれます[2)]。また、咳をした時の呼気流速が遅いため、異物を排出できないことも誤嚥性肺炎発症の原因と考えられています。肺炎はPDの死因で最も多いため、早期に誤嚥を発見し、対処する必要があります。

▶ PD患者は食物輸送の障害で、口腔や咽頭に食物が残留しやすい

　PD患者では、舌の運動障害で、口腔から咽頭に食物を送り込むことが下手になります（**図3B**）。また、中咽頭の収縮が弱い場合、喉頭蓋谷に食物が残留します。下咽頭の収縮が弱く、かつ食道入口部が十分に開大しない場合、梨状陥凹に食物が残留します（**図3C**）。咽頭全体が食物で塞がれると窒息し、咽頭に残留した液体は、嚥下後の誤嚥の原因になることがあります。

▶ PD患者の嚥下障害は、体重変化、服薬状況、食事中の動きから判断

　PDの嚥下障害は、運動症状が強いと悪化する傾向にありますが、疾患の重症度や罹病期間と関係なく現れます。これまで体重が安定していたPD患者が、1年で5kg以上体重が減った場合、嚥下障害の合併を疑う必要があります。また、服薬時にむせるPD患者も嚥下障害を疑います。ただし、不顕性誤嚥の患者もいるため、服薬でむせないからといって嚥下障害の心配がないと判断はできません。食事中の動きの悪さを自覚しているPD患者の約8割は、嚥下障害を合併しています[3)]。

▶ PD患者の嚥下障害は質問紙でスクリーニングできる

　嚥下障害を早期に診断するスクリーニングツールとして、**嚥下障害質問票**（Swallowing Disturbances Questionnaire：SDQ）があります[*4)]。SDQは、15問の質問で構成された自己回答型質問票で、嚥下障害を合併した時に現れ得る具体的な症状を、患者が日常生活の中でどの程度経験しているか、頻度を問います。得られた回答を点数化し、嚥下障害（誤嚥）を合併しているかどうか判定します。

　嚥下障害が疑われるPD患者には、嚥下造影検査や嚥下内視鏡などの客観的な評価を行い、嚥下障害の原因がどこにあるかを診断し、嚥下障害に対処します。

＊ 嚥下障害質問票
（山本敏之. 神経治療. 2021; 38: 669–673.）
https://www.jstage.jst.go.jp/article/jsnt/38/4/38_669/_pdf/-char/ja

▶ レビー小体型認知症やパーキンソン病認知症では覚醒レベルの変動 や認知症が嚥下に影響する

　レビー小体型認知症や**パーキンソン病認知症**は、PDと同様にレビー小体が出現する疾患で、PD症状だけでなく、精神症状が現れます。嚥下障害がある場合、精神症状の悪化に注意しながら、抗PD薬を増量し、運動症状を改善させます。

　覚醒レベルが低い場合には無理に食事させず、覚醒レベルが高い時間に食事するようにしたり、ドネペジルの投与を検討したりして、対処します。また、幻視のため食事をとれない場合には、抗PD薬の減量やクエチアピンの投与で治療します。

▶ 脳血管性パーキンソニズムはしばしば仮性球麻痺による嚥下障害を 合併する

　脳血管性パーキンソニズムは、脳血管障害が原因でPD症状が出現し、しばしば錐体路徴候や仮性球麻痺を伴い、抗PD薬の効果に乏しいことが特徴です。新たな脳血管障害を起こさないように、高血圧、糖尿病、脂質異常症、肥満などの治療をしつつ、嚥下障害に対しては摂食嚥下リハビリテーションを行います。

（山本 敏之）

参考文献
1) Palmer JB. 日摂食嚥下リハ会誌. 1997; 1: 15-30.
2) 山本敏之、村田美穂. 神経内科. 2017; 86: 161-168.
3) 山本敏之、臼井晴美、新庄孝子、他. 嚥下医学. 2012; 1: 90-98.
4) Yamamoto T, Ikeda K, Usui H, et al. Qual Life Res. 2012; 21: 1299-1303.

B　栄養管理

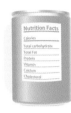

本章のねらい

・パーキンソン病（PD）にみられる栄養上の問題点とその対応について説明します。
・PDに対する栄養管理について本人や関係者が在宅などで実践できることを紹介します。

キーワード　やせ、嚥下障害、便秘、サルコペニア、ICD過食（むちゃ食い）、栄養指導、起立性低血圧、サプリメント

PDにみられる栄養上の問題と対処

▶ やせを防ぐために、早期からの体重管理が重要

　パーキンソン病（PD）患者は体重が減少し、**やせ**の状態になる方が多くおられます。体重減少は運動障害に気付く前から生じているケースが多いようです。

　その原因は摂食・**嚥下障害**や食欲低下、**便秘**や消化管機能障害などによるエネルギー吸収障害と、振戦やジスキネジア、筋強剛などによるエネルギー消費亢進です[1]。

　初期の体重減少は治療により回復しますが、その後病気が進行すると再び減少します。そのため、体重減少が認められたら早期介入し、長期で観察することが必要です。

　栄養障害は体の抵抗力を悪くし、感染や褥瘡のリスクを高めます。

　食欲低下は嗅覚障害や味覚障害、うつ、抗PD薬の副作用などが背景に挙げられ、それぞれへの対応が必要です。

　このうち、味覚障害に対しては、濃い味付けや、カレーなど香辛料を使った料理で味をはっきりさせるといった食事の対応をしたり、味覚に関係する亜鉛を多く含む食材を提供したりします。

　便秘や消化管機能障害では、治療と食事で対応します。

　吸収障害やエネルギー摂取不足には、高カロリーの食事や経管栄養剤をとるようにします。

▶ サルコペニアの予防のために十分なエネルギー摂取とたんぱく質の適正量摂取を

　サルコペニアは加齢により筋肉量の減少や筋力の低下、活動量の低下した状態をいいます。進行性のPDでも生じるため、運動療法や栄養管理を行い、筋肉量を維持して、筋力と活動量の低下を緩やかにすることが求められます。

　サルコペニアは低栄養が原因の一つであるため、一定の食事量を確保し、十分なエネルギー摂取を促しましょう。また、筋肉の要素になるたんぱく質も欠かさずとるようにすすめます。ただし、たんぱく質とレボドパを一緒にとると吸収を妨げることもあるた

め注意しましょう[2]。

　十分な食事量がとれない場合は栄養補助食品を利用したり、経管栄養の方は経管栄養剤で必要な栄養量を確保しましょう。

▶ 便秘改善のためには水分、食物繊維、プロバイオティクス、プレバイオティクスの摂取を

　便秘はPD患者に高頻度にみられます。自律神経障害や胃腸の働きの低下、病気による運動不足が原因として挙げられます。

　対応としては、運動や十分な水分、食物繊維、プロバイオティクスやプレバイオティクスを含む食品の摂取をすすめます。

　水分は頻尿を気にして控える方もおられますが、1日の必要量は体重（kg）×約35 mLです。経口摂取の方は食事以外にお茶などをこまめにとりましょう。経管栄養の方は水分の必要量を算出し、経管栄養剤に含まれる水分以外で必要な水分を注入します。

　食物繊維は野菜や果物、きのこや海藻などでとるように心がけます。ただし、ごぼうやおからなどの不溶性食物繊維はとり過ぎるとかえって便秘を悪化させることもあるため、注意します。

　プロバイオティクスやプレバイオティクスは、腸内環境を整え、便通を改善する働きがあるといわれています。前者は体に有用な善玉菌（乳酸菌、ビフィズス菌、酵母菌、麹菌など）で、ヨーグルト、チーズ、納豆、みそ、ぬか漬け、乳酸菌入り飲料などに含まれます。

　後者は善玉菌の栄養源になるもので、葉物野菜や根菜類、きのこや海藻、オリゴ糖を含む食品（玉ねぎ、ねぎ、アスパラガス、バナナ、大豆、オリゴ糖、オリゴ糖入り飲料）などに含まれます。前者と後者のどちらもとることが重要です。

▶ 嚥下障害には食形態の調整などで対応を

　摂食嚥下は①先行期、②準備期、③口腔期、④咽頭期、⑤食道期があり、PDではすべての段階が障害されます。直接の運動障害だけでなく、口腔乾燥や首下がり、腰曲がりなどの姿勢障害も嚥下障害の要因になるといわれています[1]。

　嚥下障害は誤嚥性肺炎の原因にもなるため、次のような対策が必要です。

・症状の日内変動がある場合は調子の良い時間帯に食事をしましょう。または、症状の軽い時間に食事がとれるように、主治医や薬剤師へ相談し、内服時間を調整してもらいましょう。

・食形態を嚥下機能に合わせて、一口大やきざみ、ペースト状、ゼリー状にしましょう。また、必要に応じてとろみを付けます。

・経口摂取が困難な場合は経管栄養や胃ろう増設を検討します。

▶ ICD過食（むちゃ食い）は早期発見に努め、薬の調整を

　PD患者における衝動制御障害（impulse control disorder：ICD）には、病的賭博や

性欲亢進、買いあさりや**ICD過食（むちゃ食い）**が知られています。ICDはドパミンアゴニストなどドパミン系を刺激する薬剤が影響しており、発症には中脳辺縁系におけるドパミンD_3受容体の過剰刺激が機序の一つとして考えられています。

　PD患者は体重が減少することが多いですが、むちゃ食いがある場合は体重が増加します。夜間に間食が増えることが多いといわれています[3]。ICDについて家族へ情報提供しておき、早期発見に努めることも重要です。対応としてドパミン補充療法薬の減量、中止、変更が推奨されています[3]。

▶ 栄養指導は体重管理、栄養摂取、便秘予防、誤嚥予防を中心に

　PDは基本的には食事制限はなく、バランスよく食べることを推奨し[4]、高血圧や糖尿病などの疾患がある場合はそれらに配慮した**栄養指導**を行います。

　以下、主な指導内容を記します。

○体重管理（体重の維持、増量）
　・体重を減らさないようにし、理想体重を目指しましょう。
　　一般的な理想体重：身長（m）×身長（m）×22〜25
　　（例）身長160 cmの場合　1.6×1.6×22〜25＝56 kg〜64 kg

○欠食せず、バランスよく食べる（栄養をとる）ことを心がけましょう。
　・できるだけ主食＋主菜＋副菜を組み合わせてとりましょう。
　・一定の食事量を確保しましょう。食事量が少ない場合は、少量で高栄養な栄養補助食品などを活用しましょう。

○食事の時間を調整しましょう
　・症状の日内変動がある場合は調子の良い時間帯に食事をしたり、症状の軽い時間に食事がとれるように、内服時間の調整を主治医や薬剤師に相談したりしましょう。

○便秘の予防や改善を目指しましょう。

○立ちくらみ（**起立性低血圧**）を予防しましょう。

○噛む力・飲み込む力が弱い場合は調理などの工夫をしましょう（後述参照）。

○誤嚥予防のため、安全な姿勢で食事をしましょう。

○食器や食具を工夫しましょう。
　・割れにくい食器や太くて握りやすいグリップのスプーン、滑り止めマットなどを活用しましょう。

▶ 摂食機能に応じた調理方法やとろみ付け、市販食品の活用を

　摂食嚥下障害のために、噛む力が落ち、うまく飲み込めなくなった場合は下記のような対応をします。

○噛む力が弱い場合
　・食べ物を小さく切りましょう。
　・食べ物を軟らかく煮ましょう。
　・喉の通過が悪いもの（餅など）はなるべく避けましょう。

〇食事中、口の中に食べ物が残る場合

　・食べ物を小さく刻むかミキサーにかけ、とろみを付けましょう。

　・とろみは市販のとろみ剤や水溶き片栗粉などを活用しましょう。

〇飲み込む力が弱い場合、液体でむせる場合

　・液体にとろみを付けましょう。

　・液体と固体が一緒の食べ物（味噌汁、みかんなど）は誤嚥しやすいため、特に注意
　して食べましょう。

〇市販の嚥下食も上手に活用しましょう。

▶ サプリメントの効果は未知のため、不足する栄養素を補うものと捉えよう

　食べ物も**サプリメント**もPDに対して有効性が証明されているものはありません[3]。

　ムクナ豆（八升豆）やそら豆には天然のレボドパが含まれていますが、含有量が一定ではなく、その効果が予測できません。そのため、PD治療には処方された薬を正しく飲むことが重要で、これらの食品で代替することはできません。

　サプリメントでは、ビタミンEやコエンザイムQ10、アスタキサンチン、ポリフェノールなどが研究されていますが、明らかなエビデンスはまだありません。

　鉄剤はレボドパと消化管内でキレートを形成して、吸収を低下させるため、併用しないようにし、どうしても必要な場合は内服との時間を空けるようにしましょう。

　PDに対するサプリメントの効果は未知のため、サプリメントは不足する栄養素を補充するものと捉えましょう。まずは食事と薬をきちんととるようにし、食事量が減って必要な栄養素がとりづらくなった場合にサプリメントを利用するのは有効かもしれません。ただし、過剰摂取の危険性や薬の吸収に影響するものもあるため、使用にあたっては医師や薬剤師、管理栄養士に相談しましょう。

▶ 起立性低血圧は食塩を増やしたり、適正量の水分を摂取したりして管理を

　起立性低血圧はPD患者の多くにみられます。その頻度は加齢や罹患期間とともに増加するともいわれています。

　非薬物療法として、食事では低塩食は避け、高血圧や心不全に注意しながら、塩分を毎食0.5〜1.0ｇくらい増やしたり[3]、1日500〜1500 mLの水分を摂取したりして、十分な循環血液量を確保できるようにします。夏に症状が悪化する方が多く見受けられるため、塩分や水分の摂取量の管理は特に夏季は重要です。

　　　　　　　　　　　　　　　　　　　　　　　　　　　　　　　　　　（坂根 良和）

参考文献
1) 柏原健一、武田篤、前田哲也、他. みんなで学ぶパーキンソン病 改訂第2版. 南江堂、東京、2020.
2) 武田篤. パーキンソン病 実践診療マニュアル. 中外医学社、東京、2016、pp.69.
3) 日本神経学会 監修. パーキンソン病診療ガイドライン2018. 医学書院、東京、2018.
4) 織茂智之. 患者のための最新医学 パーキンソン病 改訂版. 高橋書店、東京、2019、pp.148.

C　嚥下リハビリテーション

本章のねらい

・嚥下障害にはどのようなリハビリテーション（リハビリ）があるのかを解説します。
・嚥下障害がある患者の食事の注意点を説明します。
・パーキンソン病（PD）とほかの神経疾患の嚥下リハビリとの相違を説明します。

キーワード　嚥下リハビリテーション、間接嚥下練習、直接嚥下練習、ウェアリング・オフ、ジスキネジア

▶ 嚥下リハビリテーションではどんなことをするのでしょう

○食べ物を用いずに行う **間接嚥下練習**[1]

【口腔器官の運動】

　口唇・舌・頬・下顎などの筋力強化、可動域拡大を目的に口唇の開閉、引き、突出、舌の突出、左右、上下、頬を膨らませるなどの運動を行います。筋力を鍛える場合には抵抗をかけて行います。舌圧子・ストロー・定規などを口唇で挟んで保持をする、ボタンに紐を通し、唇と前歯の間に入れて引っ張るなどの方法があります。

【構音練習】

　パ（唇を使う音）、タ（舌の前方を使う音）、カ（舌の奥を使う音）の音を使って発音の練習をすることで嚥下に関連する器官の運動になります。パパパ…、タタタ…、カカカ…、パタパタ…、タカタカ…、パタカパタカ…、と一つの音を繰り返す、二つまたは三つの音を組み合わせて練習します。

【呼吸・発声・咳嗽の練習】

　喀出力が低下すると、誤嚥性肺炎発症の確率が高くなりますので咳嗽の力を保つことは大切です[2]。腹式呼吸の練習をし、十分な吸気が行えるようにします。パーキンソン病（PD）では前傾姿勢になりやすいため、胸郭が狭くなり十分な吸気がしにくくなるため、胸郭を広げるストレッチも行うとよいでしょう。呼気時に負荷をかけて呼吸機能を向上させるために、口すぼめ呼吸、ティッシュペーパーを吹く、ペットボトルなどに水を入れてストローで吹く、吹き戻しなどを使用し呼吸のトレーニングを行います。

　発声練習では大きく発声する、できるだけ長く発声をするなどの練習を行います。

　咳嗽には呼気圧を高めることが大切ですので、大きく息を吸ったら、一旦息を止めて一気に吐き出す練習をします。呼気が弱いと十分に咳嗽力が高まりませんので、自動運動では呼気が弱い場合には腹部を介助しながら十分に息を吐き出す練習を行います。

【アイスマッサージ（嚥下反射の誘発）＋空嚥下】

　冷水で冷やした大きめの綿棒、棒の先にガーゼを巻いて凍らせたもの、冷たくしたスプーンなどを使って、口蓋弓や奥舌に冷刺激を行います。その後に嚥下をしてもらいます。

【メンデルゾーン手技（喉頭挙上の強化、輪状咽頭筋の弛緩）】

　嚥下時には喉頭が1〜2横指分持ち上がり、通常はすぐに降りてくる仕組みですが、飲み込んだ瞬間に息を止めて、少し顎を前に出すようにして引っ張り、喉頭がもち上がったところで止めておく練習です。喉頭が十分に挙上しない場合や、止めておくことが難しい時には徒手的に介助をします。

【プッシングエクササイズ（軟口蓋の挙上、声門閉鎖）】

　声帯が十分に閉鎖しないと咳嗽時の圧が高まらなかったり、声が出にくくなったりしますので、声門閉鎖を促す練習です。両手で壁を押す、イスの座面を押すなど力を入れた瞬間に、発声や呼気を行います。力と同時に発声や呼気ができないと効果がでませんので、タイミングがわかりにくい時には患者さんと腕相撲をするような感じで手を握りお互いに引っ張って、力が入った瞬間に発声や呼気を促します。

【頭部挙上練習（喉頭挙上の強化）】

　仰臥位になって頭部を挙上する練習をします。頸部筋を鍛えるには、両肩を押さえて行うとよいでしょう。頸部の鍛えたい筋以外に負荷がかかってしまうことを避けましょう。前傾姿勢で仰臥位になりにくい場合は、おでこ、または顎の下から手で抵抗をかけ、頷くようにしながらその力に拮抗するように手を押し返してもらう方法もあります。

その他の練習

　Lee Silverman Voice Treatment（LSVT®）、Video Assisted Swallowing Therapy（VAST）、メトロノームを使用した練習、嚥下に関連する筋への電気刺激、なども有効との報告があります[3]。

○食べ物を用いて行う**直接嚥下練習**[1]

【姿勢の調整をしましょう】

　舌での食塊移送がスムーズに行えない、嚥下反射（ゴックンのタイミング）が遅れる場合には、30〜45度程度の寝た状態で頭を少し高く（首と顎の間に、3から4横指分くらい）すると、重力を使って食塊が移送しやすくなり、誤嚥もしにくい姿勢になります。

　安定した姿勢を保つことも大切です。食事時間を通して、安定した姿勢が保てないと、無理に姿勢を保とうとして、力が入りすぎてしまい飲み込みにくくなります。クッションなどで姿勢を安定させましょう。

　PDでは前傾姿勢の患者が多いですが、前傾姿勢の方が座位で食事をする時に、顔を上にあげる傾向がみられます。その場合、喉の空間が広くなるため、気管に食物が入りやすくなったり、首の筋肉は突っ張った状態になるため、飲み込みにくくなったりします。この姿勢は通常の姿勢の人が上を向いた状態で、気道確保の姿勢に近くなりますので、上を向かずに摂取できる姿勢に調整しましょう。

【食形態の調整をしましょう】

　嚥下の反射が遅れる場合や、口の中でうまくまとめられない場合にはペースト状にすると飲み込みやすくなります。特にサラサラな水分は嚥下反射が起きる前に咽頭に流れ込んでしまいます。とろみを付けたり、ゼリー状にしたりすると誤嚥しにくくなります。

温かいものであれば、片栗粉などであんかけにするのも良いでしょう。増粘剤や水分補給用のゼリーが市販されています。また、ゼリー状にするのに寒天はバラバラになりやすいのでゼラチンを使用します。噛みにくさがある場合には、柔らかいおかずや、刻んだおかずにすることで食べやすくなります（**表1**）。

【一口量の調整をしましょう】

　一度に口に入れる量はティースプーン1杯程度がよいでしょう。患者自身で一口量のコントロールがしにくい場合は、使用するスプーンを小さくするなども一つの方法です。

【摂取ペースの調整をしましょう】

　口の中に食べ物がなくても、喉に残っていることもあります。その際には、次々に食べ物を口に入れると、誤嚥や窒息をする危険があります。しっかり飲み込んだことを確認してから、次の一口を入れます。飲み込んだことを確認する目安には、喉頭が十分に挙上している、痰が絡んだような声になっていない、などがあります。

【代償手段を活用しましょう】

　固形物と水分またはトロミ水を交互に飲むことで咽頭に残留した食べ物が流れやすくなる**交互嚥下**、一口食べたら何回かゴクゴクと飲み込む**複数回嚥下**、動きにくいほうに顔を向け頸部を回旋し、やや下向き加減で飲み込むことで反対側の食道を開きやすくし、食物が通過しやすくする**横向き嚥下**などがあります。

【内服時に注意していただきたいこと】

　サラサラな水と錠剤（固形物）では喉に到達する時間が違います。うまくタイミングが合わせられないと、水だけ先に喉に行ってむせやすくなります。とろみの付いた水やゼリーで薬を包むと飲みやすくなります。錠剤が飲みにくければ、粉薬に変更してもらうのも一つの方法ですが、粉砕できない薬もありますので医師や薬剤師とご相談ください。

表1　食べやすいもの・食べにくいもの

食べやすいもの
・トロミのある液体：ポタージュスープ、ネクター状飲料など
・均一でまとまりのある物：ヨーグルト、温泉卵など
・粘着性が低く「つるり」とした物：ゼリー、卵豆腐、絹ごし豆腐など
食べにくいもの
・サラサラな水分：水、お茶、ジュースなど
・噛み切りにくいもの：餅、こんにゃく、かまぼこ、イカなど
・繊維が多いもの：菜っ葉類、ゴボウ、きのこ、パイナップルなど
・張りつくもの：海苔、薄切りのきゅうり、海藻など
・パサパサするもの（唾液を吸収しやすいもの）：パン、芋など
・まとまりにくいもの：クッキー、せんべい、焼き魚、そぼろなど
・固体と液体が混ざったもの：果物、サラサラの雑炊、味噌汁など

▶ ほかの神経疾患の嚥下リハビリとの相違は

　PDでは、**ウェアリング・オフ**と、**ジスキネジア**の出現が経口摂取に大きく関与します。

　オフの時には動きにくく、無動になることもありますので、嚥下も困難となります。舌が動きにくいと食べ物を喉まで運びにくくなります。飲み込みに時間を要すると、食事に時間がかかるため疲労してしまい摂取量が減少することがあります。また、飲み込

みの動作が遅くなることで誤嚥の危険性も高まります。嚥下障害が出現すると、薬が飲みにくくなり、薬がうまく飲めないとオフの状態が改善されず、さらに嚥下機能の低下につながるといった悪循環を呈します（**図1**）。そのため、オンの時間帯に経口摂取ができるように調整することが大切です。1回の食事時間を調整し、必要栄養量を確保できるように、食事の内容および食事の回数を検討する必要があります。

　ジスキネジアが出現すると摂食動作がしにくくなったり、嚥下時のタイミングが合わなくなったりしてしまい、誤嚥をする危険性があります。顕著なジスキネジアが出現する場合も食事の時間を調整しましょう。常に舌のジスキネジアがある方では姿勢の調整が有効です。

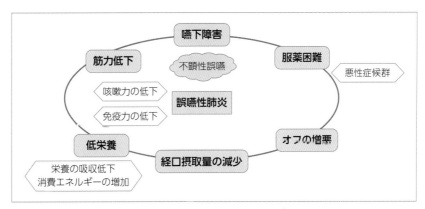

図1　嚥下障害のため、内服が困難なPDの進行期における"悪循環"

▶ その他気にかけて診ていただきたいところ

　舌の動きが悪い患者では、口の中には薬が残っていなくても、舌の上に残ったレボドパ製剤と酸化マグネシウムの成分が反応して、舌が真っ黒になることがあります。その場合には薬の飲み方の検討をしたほうがよい可能性があります。

　呼吸機能の低下が嚥下にも関係することがあります。通常、嚥下する時は、呼気－嚥下－呼気－吸気という流れになりますが、呼吸が苦しくなると、呼気－嚥下－吸気となってしまうことがあります。嚥下直後に吸気になってしまうと、喉に食べ物が残っていた場合、気管のほうへ入って誤嚥をする危険性が高まります。

（山本 悦子）

参考文献
1）日本摂食嚥下リハビリテーション学会医療検討委員会. 日摂食嚥下リハ会誌. 2014; 18: 55-89.
2）山本悦子、仲俣菜都美、間嶋満、他. 神経治療学. 2020; 37: 430-434.
3）倉智雅子. 神経治療学. 2021; 38: 676-679.

8 在宅支援

A　公的支援制度・在宅療養支援

本章のねらい

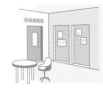

・難病医療費助成制度の概要、申請のタイミングについて解説します。
・パーキンソン病（PD）患者さんが利用できる公的支援制度について紹介します。
・PD患者さんの就労支援に活用できる制度や相談窓口について紹介します。

キーワード　難病医療費助成制度、軽症高額該当、介護保険、就労支援、身体障害者手帳、障害年金

▶ 患者さんと家族のニーズをつかみ、制度から支援につなぎ、支援者とつながる

　私たちは、患者さんと家族が抱えている困りごと、必要としている支援を適切に把握し、そのニーズに合った制度や相談窓口へつなぐ必要があります。制度を具体的に知る・学ぶだけではなく、的確な相談窓口を知り、つなげることも私たちの役割です。さまざまな制度がありますが、申請や利用の手続きは複雑です。どこへ紹介すると患者さんと家族が次の支援者や制度につながることができるのかを知っておきましょう。

▶ 医療費助成の要、難病医療費助成制度！

　平成27年に施行された「難病の患者に対する医療等に関する法律（難病法）」において、医療費助成の対象となる疾病を「指定難病」としています（**難病医療費助成制度**）。パーキンソン病（PD）は「指定難病」であり、PDの診断を受けた方のうち、下記の①または②の要件を満たしている場合に医療費助成を受けることができます。

＜一定の基準について＞

①病状の程度が一定以上

　Hoehn & Yahr（H&Y）重症度分類のⅢ度以上で、かつ生活機能障害度Ⅱ度以上

②**軽症高額該当**

　病状の程度が一定の基準に満たない（軽症者）方で、高額な医療を継続していること。

【高額な医療を継続している】とは下記に該当する場合です。

・ひと月の医療費総額（自己負担10割）が33,330円を超える。

　　注意：PDに関連した医療費（診療、薬代、訪問看護等）が含まれ、入院時の食事代、差額ベッド代、PD関連以外の医療費は含まれません。

・原則的に、申請する月以前の12ヵ月以内に3回以上ある。

　　注意：発症月（難病指定医が発症と認めた日　※臨床調査個人票に記載されている発症年月）が申請する月以前の12ヵ月以内にある場合、発症月からのPDに関連する医療費は含まれます。

▶ 医療費助成の申請は、治療薬の追加、病状の進行、サービス利用の追加時に確認する

　医療費助成と聞くと、診断されたらすぐに申請したほうが良いと考えるかもしれません。しかし、PDの診断時には重症度の基準に満たない軽症の場合や、初期治療においては安価な薬剤から使用されるため医療費が高額にならず、すぐに申請対象の要件を満たさない場合もあります。治療薬の変更や追加時は、薬代についても医師や看護師から情報提供し、軽症高額該当の基準を再確認しましょう。また、定期的な重症度の評価時に、要件を満たすようであれば医療費助成の申請について情報提供しましょう。

　難病医療費助成制度を利用するメリットには、次のようなものがあります。
①医療費の自己負担割合が2割になる（すでに1割負担の方は、そのままです）。
②外来、入院、薬代、訪問看護等の医療が助成の対象となり、ひと月の自己負担上限額内で医療費負担が抑えられる[1]。

　自己負担割合が変わらず、ひと月の医療費負担が上限額内の場合、メリットが少ないケースもあります。難病医療費助成の申請には臨床調査個人票（診断書）が必要で、診断書料の負担（医療機関により費用は異なる）や、毎年の更新手続き負担や手間もあります。制度利用のメリットの有無も考えた上で患者さんへ制度の情報提供を行いましょう。

▶ 申請できるかは、はじめに医師に確認をしよう

　難病医療費助成を申請する場合は、まず医師に申請が可能な状態かを相談しましょう。PDの診断が付いているか、まず医師に確認することが重要です。難病申請のスタートは医療機関ですが、必要な申請書類や手続きは申請窓口の保健所等で確認しましょう（注意：申請窓口は、各都道府県・指定都市によって異なります。患者さんのお住まい（住民票がある住所地）の地域の窓口をホームページ等で確認しましょう）。審査等に数ヵ月程度を要しますが、医療費助成の開始時期は重症度分類を満たしていることを診断した日（重症化時点）となります。申請日からの遡りは一定期間可能（原則1ヵ月、最長3ヵ月）ですが、基準を満たした時点で早めに申請しましょう。

▶【高額かつ長期】でさらに負担軽減できる！

　認定を受けた後、一般所得〜上位所得の階層区分の受給者のうち、下記基準を満たした方は申請することで自己負担上限月額が減額となります[*1]。基準は、申請する月以前12ヵ月以内に、総医療費（10割負担）が50,000円を超える月が6回以上ある場合です。自己負担上限額管理票を確認することで気付くので、制度の情報提供時や申請する際に一言お伝えしておくことをおすすめします。

＊ 難病情報センター. 医療費助成の自己負担上限額（月額）.
https://www.nanbyou.or.jp/entry/5460

▶ 福祉制度を上手に活用して、療養環境のヒト・モノを整えよう

　介護保険制度は在宅療養におけるヒト・モノ・生活の場を整えるために必須です。
●対象者：第1号被保険者（65歳以上）、またはPDの診断を受け、医療保険に加入して

いる第2号被保険者（40歳以上65歳未満）で介護が必要な状態の方です。PD患者さんは、40歳以上から介護保険制度の対象となります。

●申請窓口：地域包括支援センター、市区町村の介護保険担当課

　高齢世帯や一人暮らしで申請にサポートが必要な場合には、地域包括支援センターにつなぐことをおすすめします。代行申請や訪問による相談対応も行っているため、介護保険制度利用時の強い味方となります。

▶ 患者さんと家族のニーズに合わせて介護保険サービスをうまく利用しよう

●利用できるサービスの一例：住環境の整備（福祉用具貸与、住宅改修など）、薬剤管理の支援（薬剤師による居宅療養管理指導、訪問介護での服薬介助）、リハビリテーションの継続（通所リハ、訪問リハ）、通院・外出の介助（訪問介護）、介護者の負担軽減を目的としたショートステイ利用、自宅以外の療養場所の確保など

　介護保険サービスは患者さんのニーズや困りごとに合わせて、ケアマネジャーが介護度に応じたサービスの上限額範囲内で介護計画のプランを立案します。サービスを上手に利用することで、治療と生活、QOLの維持ができ、かつ患者さんを支えるチームの輪が広がり、多職種の支援を受けられることも介護保険サービスのメリットです。そして、それは患者さんの「できる」を支えることにつながります。患者さん、家族のニーズをつかみ、制度を積極的に活用し療養環境のヒト・モノを整えましょう。

▶ 障害者総合支援法も使える！

　障害者総合支援法では、補装具の支給、日常生活用具の給付、ヘルパー（居宅介護）、**就労支援**（就労移行支援、継続支援）などの支援を受けることもできます[2]。介護保険を利用している場合には、介護保険が優先されるサービスもありますが、併用可能なサービスもあります。40歳未満の場合には、介護保険は利用できないため、障害者総合支援法を利用します。サービス利用を検討する場合、また日常生活用具給付品目や補装具支給の内容については、市区町村の障害福祉担当課に相談、確認しましょう。

▶ 身体障害者手帳は、経済面のサポートと就労支援に活用しよう！

　身体障害者手帳の取得によるメリットは等級によって異なりますが、経済面や就労面のメリットがあります。歩行障害等の症状がある場合は、身体障害者手帳の取得を検討するタイミングの一つです。経済的なメリットの一例には下記が挙げられます。

・交通機関の割引…JR、飛行機、公営の公共交通機関、タクシー、旅客船などの運賃や料金の割引

・公共施設の割引…美術館、博物館、動物園、映画館などの入場料や利用料金の割引

・通信料金等の割引…携帯電話料金の割引、NHK放送受信料の減免など

・税金の減免…所得税、住民税、相続税、自動車取得税、自動車税など

・医療費助成…重度心身障害者医療費助成

注意：障害の程度や市区町村、施設等によって内容は異なります。各種ホームページや

市区町村の障害福祉担当課窓口に確認しましょう。

　手帳取得とは別に、重度の寝たきり等の障害で、常時特別な介護を必要とする状態と認められた患者さんに支給される特別障害者手当もあります。申請は手帳申請と同じ窓口のことが多いので、身体障害者手帳の申請時に窓口への相談をおすすめします。

▶ 就労支援は、就職・復職・両立の3つの支援に分けられる

　難病患者就職サポーターは、就職活動の支援や企業への働きかけなども行っている難病に特化した就労支援担当者で、各都道府県のハローワークや難病相談支援センターで就労相談を行っています。サポーターの配置一覧は、厚生労働省ホームページで確認できます。また求職時は、障害者手帳の取得によって障害者雇用枠にトライすることができるので、主治医と相談してみても良いでしょう。

　MSW（医療ソーシャルワーカー）は、休職中の所得保障（傷病手当金など）などの情報提供や、復職・就労継続などの相談窓口です。両立支援コーディネーターの資格を持つMSWや看護師もおり、企業と医療機関が連携して進める両立支援にも心強い存在です（PDは療養・就労両立支援指導料の対象疾患）。ほかに就労支援に役立つ情報やハンドブックもあります[3]。就労への不安軽減に向けて、働き世代の患者さんに積極的に声をかけていきましょう。

▶ 障害年金

　障害年金は患者さんの経済的支援制度で、65歳未満で発症し、障害認定日（原則として初診日から1年6ヵ月後）の時点で、障害の程度が基準に該当する場合に受給できます。障害認定日以降に症状が重くなって基準に該当した場合も障害年金を申請でき（事後重症）、就労継続しながらの受給も可能です。障害年金は初診日や障害の程度などの申請要件があり、必要な書類も多いため、申請を考え始めたら市区町村窓口、年金事務所、街角の年金相談センターに相談しましょう。詳細は、日本年金機構ホームページを参照してください[4]。

　PDは長期にわたる病気のため、10年以上経過してから申請に至る場合もあります。そのため、初診時の医療機関や年月日、診断日、治療経過をお薬手帳などに記録しておくことをおすすめします。

　障害年金に限らず、患者さんや家族が「制度を知らなかった」ことで不利益が生じないように、必要なタイミングで制度利用につなげられるように支援していきましょう。

（澤田 智恵子）

参考文献
1) 難病情報センター. 医療費助成制度. https://www.nanbyou.or.jp/entry/5460
2) 厚生労働省. 難病患者の就労支援. https://www.mhlw.go.jp/stf/seisakunitsuite/bunya/koyou_roudou/koyou/shougaishakoyou/06e.html
3) 独立行政法人 高齢・障害・求職者雇用支援機構 障害者職業総合センター. マニュアル、教材、ツール等 No.68 難病のある人の就労支援活用ガイド. https://www.nivr.jeed.go.jp/index.html
4) 日本年金機構. 障害年金の制度. https://www.nenkin.go.jp/service/jukyu/shougainenkin/index.html

 文献2)
 文献3)
 文献4)

─「パーキンソン病療養指導士」認定試験 練習問題 ─

(実施時間：15分間)

1. パーキンソン病について正しいものを一つ選びなさい。（本書の参考章：1-A）
   a）65歳前後から有病率が上昇する。
   b）日本では増えているが、海外では減少傾向を示している。
   c）一般内科医が診療しても専門医が診療しても予後に差はない。
   d）運動療法は日常生活動作を改善させるが、生命予後を良くするわけではない。
   e）リーダーを頂点とした上意下達の階層型チームで診療が行われることが望ましい。

答. ＿＿＿＿＿

2. 早期パーキンソン病において通常認められない運動症状を一つ選びなさい。
（参考章：2-B）
   a）筋強剛。   b）運動緩慢。   c）静止時振戦。
   d）姿勢保持障害。   e）上記のどれも該当しない。

答. ＿＿＿＿＿

3. パーキンソン病の治療薬について正しいものを一つ選びなさい。（参考章：3-A）
   a）レボドパ製剤を服用すると、脳内のドパミンが増加する。
   b）MAOB阻害薬はドパミンアゴニストの効果を増強する。
   c）ドパミンアゴニストを服用すると脳内のドパミンは減少する。
   d）COMT阻害薬は初期パーキンソン病患者に対して単独で有効である。
   e）ゾニサミドは未治療パーキンソン病患者の無動症状に対して有効である。

答. ＿＿＿＿＿

4. 服薬指導について正しいものを一つ選びなさい。（参考章：3-A、3-C、6-C、7-C）
   a）経口レボドパ製剤の消化管吸収は食前よりも食後のほうがよい。
   b）一般的に貼付薬（貼り薬）は内服薬（飲み薬）よりも薬効発現が早い。
   c）皮膚の保湿は貼付薬（貼り薬）による接触性皮膚炎の予防にならない。
   d）簡易懸濁法で投与する場合、レボドパ錠剤を事前に粉砕する必要がある。
   e）経口レボドパ製剤と酸化マグネシウムによる舌の着色は服用時間をずらすことで回避できる。

答. ＿＿＿＿＿

5. DAT（レボドパ/カルビドパ配合経腸用液（LCIG）療法、脳深部刺激（DBS）療法）について正しいものを一つ選びなさい。（参考章：3-A、4-A、4-B）
   a）脳深部刺激療法を導入すると、オン時の症状のさらなる改善が得られる。
   b）ジスキネジアに対する対処として第一選択はレボドパの減量である。
   c）認知機能低下がある場合はLCIG療法、DBS療法ともに禁忌である。
   d）持続的ドパミン受容体刺激療法の導入によって、ほとんどの場合ジスキネジアが悪化する。
   e）LCIG療法の導入に際しては、胃ろう手術をする前に経鼻の空腸チューブを用いて効果を確認することができる。

答. ＿＿＿＿＿

6. パーキンソン病患者のリハビリテーションに関する内容について正しいものを一つ選びなさい。（参考章：5-B、7-C）
　a）運動療法によって歩行速度は改善するが歩幅（一歩）は変化しない。
　b）すくみ足や小刻み歩行には視覚的・聴覚的な外的刺激が効果的である。
　c）食事の際には、こぼさないように茶碗を片手で把持しながら食べるように指導する。
　d）食事の際には、嚥下が容易となるように顎を前方に突き出した姿勢をとるように指導する。
　e）体幹筋力低下によって起き上がり動作が困難であるため体幹屈曲筋を強化することが有効である。

答.＿＿＿＿＿

7. パーキンソン病患者の療養支援における姿勢として適切なものを一つ選びなさい。
　（参考章：6-A、6-C）
　a）診断・治療決定に関しては医師の役割であるため、ほかの医療スタッフが関わるべきではない。
　b）病期から予後を予測しつつ、患者に寄り添いながら患者家族の意思決定支援を行うことが望ましい。
　c）主に体の動きが悪くなる運動症状に困っているのだから、運動機能の改善だけに注目した関わりをすべきである。
　d）医療スタッフは疾患に関する知識を持ち、必要な援助が分かるので、患者の意思には関係なく必要な支援を判断し優先的に実施すべきである。
　e）患者が楽観的な姿勢でいるためには経過について詳しく知る必要はないため、特に医師以外の医療スタッフは病状経過の説明に一切関わるべきではない。

答.＿＿＿＿＿

8. パーキンソン病の転倒予防について誤っているものを一つ選びなさい。（参考章：5-B、6-C）
　a）すくみ足は転倒のリスク因子のひとつである。
　b）認知機能低下は転倒のリスク因子の一つである。
　c）転倒リスクが高い場合には活動を制限し、監視を強化する。
　d）転倒予防には視覚刺激の強調や福祉用具の導入が有効である。
　e）滑りやすい床やはがれているマットなどの環境因子は転倒のリスク因子となる。

答.＿＿＿＿＿

9. 摂食・嚥下の5期モデルの【口腔準備期】は、どの段階か？　一つ選びなさい。（参考章：7-A）
　a）食べ物を認識する段階。
　b）食べ物を口に取り込み咀嚼し食塊形成する段階。
　c）食塊を舌により口腔から咽頭期へ送り込む段階。
　d）咽頭に入った食塊を嚥下反射により食道へ送り込む段階。
　e）食道の蠕動運動と重力によって食塊を胃まで運搬する段階。

答.＿＿＿＿＿

10. パーキンソン病の在宅療養に関連した社会支援手続きで正しいものを一つ選びなさい。
　（参考章：6-C、8-A）
　a）電気式たん吸引器の利用が必要となった場合、介護保険で給付を受けることができる。
　b）身体障害者手帳を所持していなければ障害者総合支援法の介護給付を受けられない。
　c）ヤール3以上かつ生活機能障害度2以上の患者のみが指定難病の認定を受けることができる。
　d）40歳〜64歳で医療保険に加入していれば介護保険の第2号被保険者となり介護保険を申請することができる。
　e）訪問看護サービスを利用する場合、指定難病の認定を受けているすべての受給者について、介護保険よりも医療保険（指定難病）の利用が優先される。

答.＿＿＿＿＿

解答と解説

1．正解：a

（**解説**）人種、地域・国を問わずパーキンソン病（以下、PD）は65歳以上で急増することが報告されています。米国神経学会の調査で一般内科医が診療するよりも脳神経内科医が診療したほうが機能予後、生命予後ともに良いことも報告されています。運動療法の介入により日常生活機能の改善だけではなく機能予後・生命予後が改善することを示唆する報告も相次いでいます。多職種連携チームによる介入に際しては、それぞれの専門職種が直接患者さんと向き合って対応しつつ、多職種間で情報共有することで意思決定を進めていくことが望ましいといえます。

2．正解：d

（**解説**）PDにみられる中核的な運動症状をパーキンソニズムと呼びます。身体がこわばる筋強剛、動作がゆっくりになる運動緩慢、特に静止時に震えが目立つ静止時振戦がパーキンソニズムの3つの特徴的な症状です。

　一方で急な重心移動に対して体幹のバランスが保てなくなる姿勢保持障害については、数年以上の経過を経てPDの進行期や後期になってみられる症状で、早期に認める場合はむしろ進行性核上性麻痺や多系統萎縮症など非典型パーキンソニズムと呼ばれるほかの疾患が疑われます。

3．正解：a

（**解説**）レボドパはアミノ酸の一種でドパミンの前駆物質です。腸管から吸収され体内でドパミンに変わるため、脳内のドパミンも増加します。MAOB阻害薬は、ドパミンの分解酵素であるB型モノアミン酸化酵素（MAOB）の酵素活性を阻害します。ドパミンの効果を高める効果はありますが、ドパミンアゴニストの効果を高めるわけではありません。

　ドパミンアゴニストはドパミンに代わって、ドパミン受容体を直接刺激します。COMT阻害薬は、レボドパの分解酵素であるカテコール-o-メチル転換酵素（COMT）の酵素活性を阻害し、レボドパの血中濃度を高め、その半減期を延長して切れにくくする効果があります。このため単剤では効果が期待できず、レボドパと併用する必要があります。ゾニサミドの効果には不明の点が多いですが、臨床試験の結果から単独使用では効果が乏しく、レボドパとの併用により効果が発揮されます。

4．正解：e

（**解説**）レボドパはアミノ酸の一種であるため、腸管や脳血液関門で吸収される際にアミノ酸の通り道（アミノ酸トランスポーター）を通ります。食後は食事中のたんぱく質などに由来するアミノ酸の血中濃度が高まるため、脳への吸収の際にレボドパの吸収が阻害される可能性があります。このため空腹時のほうがより早く吸収され吸収効率も良いので、特に進行期など薬効が不十分の場合は食後から食前に内服のタイミングを変えることで薬効を高めることができる場合があります。

　貼付剤は皮膚から吸収される薬剤が体内で効果を示しますが、一般的に内服薬の腸管からの吸収に比べて吸収がゆっくりであり、効果発現までに時間がかかります。皮膚が乾燥すると表皮にひび割れなどが生じやすく、特に貼付剤を剥がす際に皮膚に損傷を与えやすいので、皮膚の保湿を図ることは、貼付剤による皮膚障害の予防となり得ます。

　特にウェアリング・オフの強い例などで、頻回投与に対応するためレボドパ製剤を水道水などで懸濁して内服する方法が選択されることがあります。この場合、レボドパ錠剤を粉砕しなくても錠剤のままペットボトルなどに入れた水道水の中で懸濁することができます。

　経口レボドパ製剤と緩下剤としてPDでしばしば用いられる酸化マグネシウムを同時に内服すると、レボドパとマグネシウムが黒色の錯体を形成

し、舌や口内が黒くなることがあります。錯体に変化した薬効成分は十分に吸収されないので薬効も低下すると考えられるため、両者の内服タイミングをずらすことでこれを回避する必要があります。

5. 正解：e
（解説）PDにおけるDBS療法の期待される効能は、ウェアリング・オフの改善とジスキネジアの軽減が主なものです。レボドパが最も効果を発揮している時間帯（ベスト・オン）の運動症状をさらに改善させることはできませんが、ベスト・オン時間を延長することが期待できます。

　ジスキネジアがある場合、オフの増悪を伴う治療法変更は避けなければなりません。レボドパの減量は必然的にオフの増悪につながるため選択肢としての優先順位は低くならざるを得ません。認知機能低下がある場合、DBSは避けられるべきですが、LCIG療法の場合は、特に適切な介護者がいるケースでは介入によるリスクを回避して利益を得られる可能性があります。ジスキネジアやウェアリング・オフなど運動合併症に対する薬物療法の原則は持続的ドパミン受容体刺激療法の導入によるドパミン刺激の安定化です。

　LCIG療法については、胃ろうの造設前に経鼻胃チューブにより効果を確認することができます。

6. 正解：b
（解説）PDの運動療法介入により、歩行速度とともに歩幅も改善します。すくみ足や小刻み歩行には、視覚的聴覚的な外的刺激（Cue、キュー）が有効です。

　食事を含めて複数の動作を同時に行うことはPDの場合特に困難となりやすいです。苦手な動作に集中させることで改善を図ることが運動療法介入の原則となります。嚥下障害のケースでは顎を後方に引くことで嚥下の改善がみられることがあります。PDの場合、体幹伸展筋の低下が強くなり前傾姿勢を取ることも多く、体幹筋の中でも

伸展筋の筋力回復に努めることが重要です。

7. 正解：b
（解説）患者の意思決定については医師のみでなく、看護師を含めた多職種が病期を把握した上で関わっていくことが望ましいといえます。PDは運動症状のみならず、多彩な非運動症状を伴っており、QOLの大きな阻害因子となっていることが多いです。PDに伴う臨床症状の全体像を把握すべく努めることは重要です。患者意思決定支援においては、患者意思は優先されなければなりません。症状・病期の進行を含めた臨床経過を多職種で情報共有し、介入していくことが求められます。

8. 正解：c
（解説）すくみ足は転倒の重要なリスク因子です。また認知機能低下、特に注意障害は転倒のリスクになります。ただし、転倒リスクが高い場合も、監視下で安全を担保しつつ、活動を維持し運動機能を保つ必要があります。転倒予防のために、視覚的刺激などですくみ足の改善を図ったり、予期しない離床を検知する福祉用具などを導入したりすることは有効です。

9. 正解：b
（解説）摂食嚥下の5期モデルにおける口腔準備期とは、食べ物を口内に取り込み咀嚼し、食塊形成する段階を指します。

10. 正解：d
（解説）介護保険で電気式たん吸引器を補助する制度はありません。PDであれば障害者総合支援法に基づき市町村などが行う「日常生活用具給付等事業」に申請することによって、吸引器の購入やレンタルの補助を受けることができます。PDの診断を受ければ重症度に関わらず障害者総合支援法のサービス利用の対象となり、身体障害者手帳を取得していなくても介護給付を受けることができます。PDの場合、原則として指定難病の認

定を受けるにはHoehn＆Yahr（H＆Y）重症度分類Ⅲ度以上、生活機能障害度Ⅱ度以上である必要がありますが、それより軽症であっても、医療費の負担額が一定以上の場合に医療費助成の支給の認定を受けることができる場合があります（軽症高額制度）。

　介護保険の給付対象は通常65歳以上ですが、40～64歳で医療保険に加入しているPD患者の場合は第2号被保険者として介護保険の給付を申請することができます。軽症高額のルールで指定難病を受給している場合、一般と同様に訪問看護の利用は介護保険優先になります。H＆Y重症度Ⅲ度以上かつ生活機能障害度Ⅱ度以上で指定難病を受けている場合は、訪問看護などのサービスが医療保険優先で利用できます。こうした医療保険優先の特例が適用されると介護保険＋医療保険で在宅サービスが利用できるため、例えば介護保険の場合の利用回数制限（週3回まで）がなく、一日にステーションを2ヵ所以上利用することもできるなど適用可能なサービスの幅が広がります。

おわりに

　このような形でパーキンソン病（PD）に関わる医療系多職種の著者が一堂に会して執筆した書籍はこれまであまりなかったのではないかと思います。脳神経内科医として30年以上PD診療に関わって来た私も、本書の校正に当たり多職種の先生方が執筆された原稿を読み進めるうちに、これまでに気付かなかった視点や知識を多数得られ、とても勉強になりました。きっとPDと向き合う多くの職種の皆様にご活用いただけるテキストに仕上がったと信じております。最後の練習問題は第1回PDナース・メディカルスタッフ研修会（2022年、仙台）で実際に出題された問題文をもとに解説を加えましたので、ぜひ知識の整理にお役立てください。

　本書を今後さらに良いものとしていくために、皆様の忌憚のないご意見をお寄せいただければ幸いです。また本書を通じて得られた知識が現場で役立ったといった感想などもお寄せいただければ、これもまた著者らの励みになります。ぜひお願い申し上げます。パーキンソン病療養指導士がこれから徐々に医療現場に定着し、患者さんの治療・療養環境の改善につながること、そして本書が今後版を重ねることを願っております。最後に優れた原稿をお寄せいただいた著者の皆様に改めてお礼を申し上げるとともに、企画の段階から相談に乗っていただきこのようなコンパクトで手に取りやすい書籍にまとめていただいたアルタ出版の担当者様にも感謝申し上げたいと思います。ありがとうございました。

2023年7月　梅雨明けの兆しを感じる仙台にて

武田　篤

索引（章単位）

編著者プロフィール

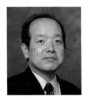

武田 篤

1985年　東北大学医学部卒業後，神経内科学を専攻し神経内科専門
医となる。

東北大学病院でパーキンソン病外来を開設，多くの患者さんの診療に
当たり経験を積むとともに，治療法や診断法に関する研究を進めた。
その成果は世界的にも注目され，学会賞も受賞。さらに『パーキンソン
病診療ガイドライン』の作成委員も務めている。

2013年　（独）国立病院機構仙台西多賀病院に異動，現在は院長として
パーキンソン病の診断，さらに初期から進行期まで良質な治療のでき
る体制を構築することを目標に病院の運営を進めている。

パーキンソン病療養指導士テキストブック

2023 年 7 月 31 日　第 1 版　第 1 刷発行
2024 年 9 月 20 日　第 1 版　第 4 刷発行

編著者　武田　篤
発行者　高原　まゆみ
発行所　アルタ出版株式会社
　　　　http://www.ar-pb.com
〒166-0016 東京都杉並区成田西 3-7-12
TEL 03-5790-8600　FAX 03-5790-8606

ISBN978-4-909487-04-9 C3047

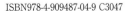